中医养生速查宝典

瘦身瑜伽速查

张丽娟 编著

中国科学技术出版社
·北 京·

图书在版编目（CIP）数据

瘦身瑜伽速查 / 张丽娟编著 . -- 北京：中国科学技术出版社，2025. 6. -- ISBN 978-7-5236-1443-3

Ⅰ. R793.51

中国国家版本馆 CIP 数据核字第 20252HV657 号

策划编辑　韩　翔　于　雷
责任编辑　韩　翔
装帧设计　翰墨漫童
责任印制　徐　飞

出　　版　中国科学技术出版社
发　　行　中国科学技术出版社有限公司
地　　址　北京市海淀区中关村南大街 16 号
邮　　编　100081
发行电话　010-62173865
传　　真　010-62179148
网　　址　http://www.cspbooks.com.cn

开　　本　880mm × 1230mm　1/64
字　　数　72 千字
印　　张　2.5
版　　次　2025 年 6 月第 1 版
印　　次　2025 年 6 月第 1 次印刷
印　　刷　鸿鹄（唐山）印务有限公司
书　　号　ISBN 978-7-5236-1443-3
定　　价　25.00 元

内容提要

本书是一本专为追求健康瘦身读者设计的瑜伽指南，内容全面且实用。全书先介绍了瑜伽的基础知识，详细讲解了瑜伽的基本呼吸法、冥想技巧和热身运动，为后续的体位练习打下基础；接下来分别针对不同的瑜伽体位，如坐姿、仰卧、俯卧、倒转、跪姿、蹲姿和站姿，提供了详细的动作指导和瘦身效果分析。每个体位都配有清晰的步骤说明和图解，帮助读者准确掌握动作要领，避免错误练习。书中特别强调了瑜伽在塑造体型、提高新陈代谢和促进身心平衡方面的作用，适合各种水平的瑜伽爱好者阅读参考。

目录
Contents

{ 瑜伽基础入门 }

{ 瑜伽减肥体位之坐姿 }

{ 瑜伽减肥体位之仰卧姿势 }

{ 瑜伽减肥体位之俯卧姿势 }

{ 瑜伽减肥体位之倒转姿势 }

{ 瑜伽减肥体位之跪姿 }

瑜伽减肥体位之蹲姿

瑜伽减肥体位之站姿

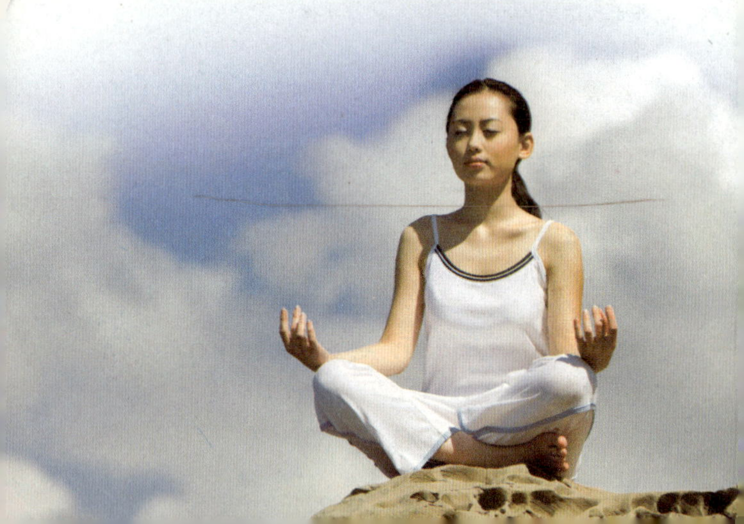

瑜伽基础入门

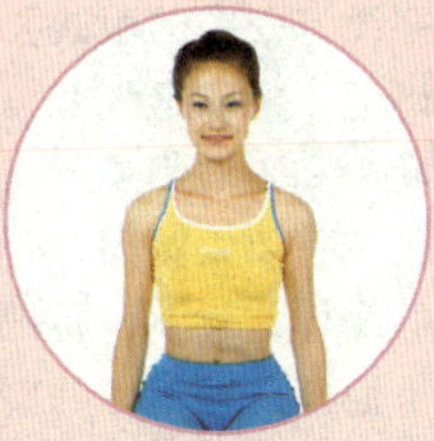

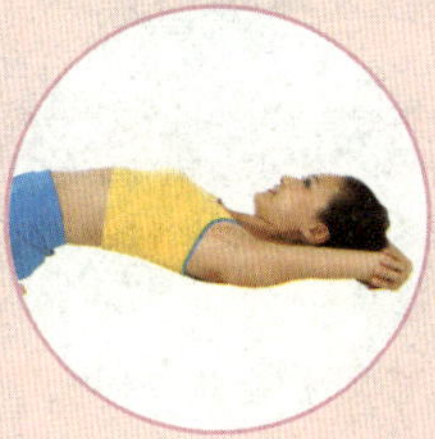

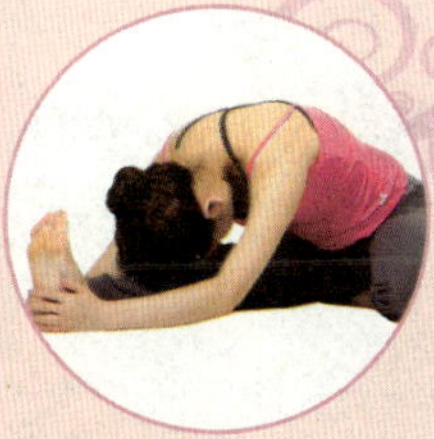

瑜伽的准备工作

为了健康，大家选择练习瑜伽，但是拿着一本书、一张光盘就可以练瑜伽了吗？没有这么简单，请耐心看看下面的内容吧！

正确搭配服饰

瑜伽练习其实并没有固定的服装要求，只要衣服宽松舒适、柔软透气就可以了，休闲服、运动服和T恤都是不错的选择。但穿着的服装不要太宽大，否则“看不见”自己的身体，就不容易把动作完全做到位。下面是几种不错的瑜伽服搭配方案，可供大家参考。

方案A：背心上衣+长裤

初学的人如果对于展露身材感到害羞，可选择长裤遮掩一下。

方案B：紧身上衣+合身长裤

标准的瑜伽服装要富有弹性。

方案C：吊带+短裤

方便活动，而且可以看到每天的身材变化，让人在练习瑜伽时信心更足，心情也更好了！

另外，练习者最好是赤脚上阵，若气温较低可穿棉袜。如果戴眼镜，一定要记得将眼镜摘下（包括隐形眼镜）。最后，再上一次厕所，清空膀胱，就可以开始练习瑜伽了。

检查自己的装备

瑜伽服对于瑜伽练习者来说是一种必备的物品。练习瑜伽时，需要穿上合身、舒适、透气、排汗性佳的服装，才不会在练习时妨碍身体的伸展。除了服装，还可以准备一些练习瑜伽的辅助用品，让练习更有效、更完美。

温水

练习瑜伽前先喝一杯温水，等整个练习完成后，先稍微休息10分钟，再喝一杯温开水，为身体补充因流汗而丢失的水分。

瑜伽砖

初学者的身体柔韧性可能不够好，而有些动作需要手臂完全伸展或腰部充分扭转，如果有瑜伽砖的辅助支撑，可减少受伤的概率。

毛巾

在瑜伽练习中，大量的扭曲和伸展动作会使身体发热、出汗，所以需要在旁边准备大、小毛巾各一条。身体出汗时可用小毛巾稍擦拭，休息时最好立刻披上大毛巾，避免因受凉而感冒。

瑜伽垫

买张瑜伽垫吧！由于瑜伽涉及许多柔软动作，练习时难免有挤压肢体和肌肉的情况，所以绝对不能直接在坚硬的地板或太软的弹簧床上练习，否则很容易受伤。最好使用专用的瑜伽垫，如果没有瑜伽垫，也可在地上铺一条毛毯或大毛巾。

音乐

音乐不仅能丰富我们的日常生活，也是一种很好的辅助练习瑜伽的方式。在瑜伽练习时放点轻音乐，能舒缓紧张的神经和情绪，让整个人放松下来，心情也随之变得舒畅起来。

大镜面

在室内放一面大镜子，练习瑜伽时，可通过镜子帮助调整瑜伽姿势。镜子可以说是一位无声的优秀教练哦！

精油

练习瑜伽、泡澡、按摩穴位的时候，都可以搭配精油熏香。这有助于放松心情，特别是在经过一整天的忙碌之后，可以消除身体疲惫，对冥想和静坐也很有帮助。

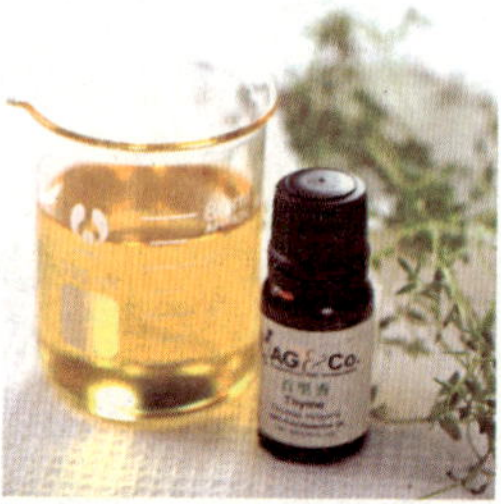

练习瑜伽前的必知事宜

每天给自己一小段与瑜伽约会的时间，这是一段属于自己的私密时间。先把脑子里繁杂的思绪抛开，然后做几次深呼吸，带着愉悦的心情，开始一个人的瑜伽之旅。为了让每天的瑜伽时光更享受，要特别留意下面几项事宜哟！

饮食

练习瑜伽前不适宜吃太饱，练习前2小时最好不要吃东西，不要让胃有太大的负担。可以喝些水，这样练习时不会那么不舒服。

地点

瑜伽练习基本不受场地限制。不过，为了达到更好的效果，最好找一个不受打扰的地方，让自己独处，享受片刻的宁静，让心灵和身体都得到完全放松。要保证环境安宁、空气新鲜、通风良好。如家里的客厅、卧室、阳台，或是办公室，都是练习的好场所。当然也可以在室外练习，如在花园里。放心，现在瑜伽已经很普及了，没有人会用怪异的眼神看你的。

时间

选一个方便的时间，在这段时间内，不要被其他的事情分散注意力。尽可能把练习瑜伽的时间固定在同一个时间段，这样既能不断取得进步，也有助于形成有规律的作息，可以取得长期的良好效果。

最好先跟专业教练入门学习

自己在家练习瑜伽之前，最好先跟一位专业教练学习一些基本姿势和瑜伽常识。到瑜伽馆或健身中心参加瑜伽课是个不错的开始。课堂可以给你一种团队的感觉，并能从中得到鼓舞。另外，教练也能手把手地纠正你的错误。

练习瑜伽前先暖身

所有运动都要先暖身，让身体做好运动的准备，瑜伽练习更是如此。做好暖身运动，在正式进行瑜伽练习时，身体才不会因筋骨、肌肉僵硬而受伤，也能达到更好的练习效果。

练习瑜伽要慢慢开始

刚开始练习时，尽可能选一些简单的姿势来练习，这样更容易坚持下去，也可以做一些自己熟悉并做起来比较自信的姿势。可以在两周内重复一套练习。完成练习之后，躺下做放松姿势。

注意控制呼吸

控制呼吸是瑜伽的精华。瑜伽练习中

的呼吸可以使人精力充沛、身心放松，还能起到连接前后动作的纽带作用。呼吸时，不要太使劲或憋气，保持平稳状态即可。

体会内心感受

在家练习瑜伽其实是给自己一个观察自身、真正用心体会瑜伽的机会。练习时，要把注意力放在自己的内在感受上，并注意自己的呼吸和伸展动作。

不要忘记放松

在练习瑜伽时，不要因为时间紧张而放弃结束时的放松姿势。记住，一定要选择一种适合自己的放松姿势来结束瑜伽练习，以便让身体完全放松。

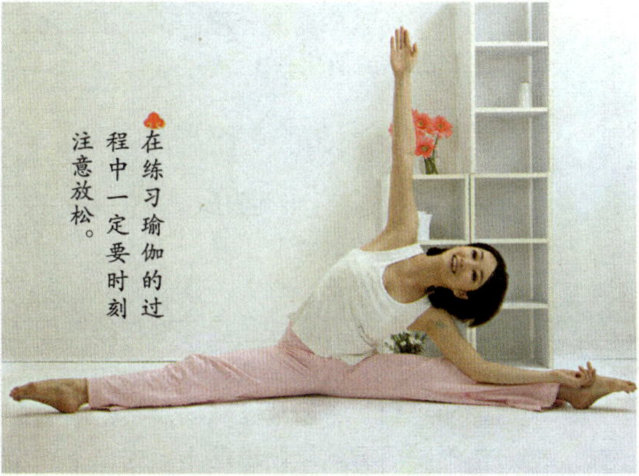
在练习瑜伽的过程中一定要时刻注意放松。

让自己完全解除束缚

练习瑜伽前必须解除身上的束缚，让自己一身轻松。身上的饰品，如耳环、项链、戒指之类的物品，还有压迫胸部的胸罩、约束腰部的束腹带及紧绷大腿的牛仔裤等，都要脱下，因为这些东西会阻碍血液循环，不利练习。

饭后3～4小时内不宜练习

吃饱饭后，食物在胃中被消化需要3～4小时。肠胃中有食物时，为了要消化它们，血液将集中于肠胃。因此，吃饱后立刻用脑或者活动手脚，将使本应集中于肠胃的血液分流到头、手、足，影响肠胃的消化。

不要太在乎动作是否完美

我们应该认识到瑜伽不是竞技运动。练习瑜伽的过程应该是一个让自己很轻松、很舒服的过程，“享受快乐，并尽力而为”是最好的状态。瑜伽的美感是通过长时间的修炼慢慢达到的，只要身体能协调、舒服地完成动作，就同样会达到健美的效果，因此不要太在乎动作是否完美。

不要勉强自己

每个人的身体柔韧程度不尽相同。有些人腿部硬邦邦的，却有一双非常柔软的手；有些人不善于把脊背往后弯曲，却很善于将身体向前弯曲……

总之，每个人都有能做到的姿势和不能做到的姿势。因此，不要过于勉强自己。

请避开这些食物

瑜伽博大精深，在饮食方面也拥有一整套严密的体系，如食物的性味分类等。普通练习者可以根据自己的身体状况、饮食习惯等有选择地采纳。不过，如果要成为水灵灵的大美人，那么最好避开以下几类食物。

刺激性饮料：浓茶或咖啡一天不要超过3杯，最好不喝。

油腻或油炸的食物：这些食物会导致肥胖，而且营养价值低。

过度加工的食品：如腌渍类、罐头类、精制浓缩类的食物等。

不好消化的食物：如糯米制品等。

暖 身

瑜伽有大量伸展和收紧肌肉的动作，在练习时，必须确保肌肉和关节有一定程度的灵活性。肌肉绷紧时，血液循环较差，如果贸然用力伸展筋骨或肌肉，容易拉伤身体。因此，无论在什么时间练习瑜伽或进行其他运动，都要坚持先花10～15分钟来做一做暖身动作。

脚

伸展脚部的肌肉、关节、韧带，可温和地提高身体的灵活性，让身体更加轻松地摆出姿势，有助于减少因准备活动不充分而可能导致的损伤，避免发生肌肉痉挛、拉伤、扭伤及骨折等现象。

屈趾

坐姿，双腿伸直，双手向后着地支撑，上体后倾，意识在脚趾上，脚趾前后移动，先向前屈，再向后屈，保持双脚脚跟不动，重复5～10次。

屈脚

坐姿，双脚向外翻，双脚向内翻，两个脚趾相碰，然后双脚再向外翻，重复5～10次。如果站着进行这个热身动作，那么一次只能移动一只脚。

脚踝

屈踝

坐姿同上，脚前后屈，伸脚踝，脚趾伸直，重复5～10次。

摇动脚踝

把脚踝放在对侧腿上，用手的力量帮助旋转脚踝，顺时针、逆时针各做5～10次，再换另一侧重复做这个动作。

旋转脚踝

正坐，双腿向前伸直，弯曲左膝，双手十指交叉，抱住大腿后侧近膝的部位，顺时针、逆时针各转动脚踝10次，之后换另一只脚。

膝关节

摇膝

双手抱左腿，把大腿抱近身躯，用左膝做支点，将左小腿呈顺时针、逆时针方向各做旋转运动10次，之后用右脚做同样的练习。

髋关节

旋膝

用右手握住左脚脚趾，用左膝转圆圈，并将圆圈范围慢慢扩大。另一侧做同样练习。

摆髋式

手抱小腿，屈膝，左右摆动。有能力者可让左脚触右耳保持几秒钟，初学者可抱住小腿。

腰部

旋腰

双手向后放于体侧，重心后移，一脚脚跟放于对侧脚第一与第二脚趾间，之后左右转腰送髋，再回复，各做5~10次。换位做。

肘部

屈肘

取站姿或坐姿，双手放同一侧的双肩上，吸气向上、向两侧，呼气向后、向前，顺时针、逆时针各做5~10次。

髋、韧带

蝴蝶式

身体坐直，上身稍微前倾，手指环绕握住脚趾和双脚外侧，将左右脚掌贴合。尽量将双脚脚跟靠近会阴。自然呼吸，上下摆动双膝，如同蝴蝶振翅，感受大腿内侧顶部韧带缓和渐进的伸展。继续练习大约半分钟。热身以后，分开双膝，同时用肘部向外、向下按压双膝。

手

握拳

两臂向前平伸，五指用力向外伸展，然后，拇指在内，四指在外，握拳。做5~10次。

屈腕

向体前伸展双臂，拇指在内，四指在外，握拳，向下、向上弯曲手腕。做5~10次。

肩

旋肩

双肩做前后环绕运动。开始做小圆圈旋转，逐渐扩大。顺时针、逆时针各旋转5~10圈。

腰背

腰部弯曲

取跪坐姿势，双手十指交叉于体前。吸气，双手自胸前翻掌，手心向上，双臂向上伸展，呼气。臀部移向双脚右外侧，坐于地上，脊柱向左弯曲，手臂向左方伸展。吸气，回复正中，换身体另一侧重复以上动作。左右各做5~10次。

腰旋转

左脚放在左臀外侧，右脚放在左大腿根处。左手放于右膝上，右手放在身后地上，呼气，自腰部向右后旋转，头向右转，眼睛平视。之后交换双脚，向另一侧旋转，各做3～5次。

跪坐，右手放在左膝上，左手放在右侧腰部，呼气，自腰部向左后方旋转，头向左转，眼睛平视。之后呼气回复，换身体另一侧重复以上动作。

颈

颈部运动

坐或站，闭上眼睛，呼气，头部前后屈、左右屈，左右扭转。每次吸气时，头回正中。之后可进行逆时针、顺时针的颈部旋转各3～5次。

眼睛

眼睛保健运动

上下左右活动眼睛，分别向上、向下、向右、向左、向上，做10次这样的转动，反方向再做10次。

下肢

预热下肢运动

盘坐，左手抓住左脚拇指，抬左腿，向外打开，将小腿由外向内沿顺时针方向收回胸前。重复5～10次，换逆时针方向重复5～10次。之后换另一条腿重复以上动作。

瑜伽减肥体位之坐姿

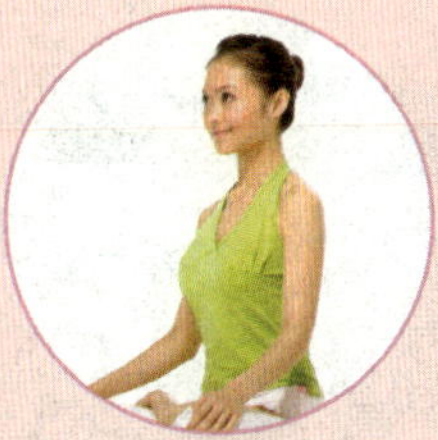

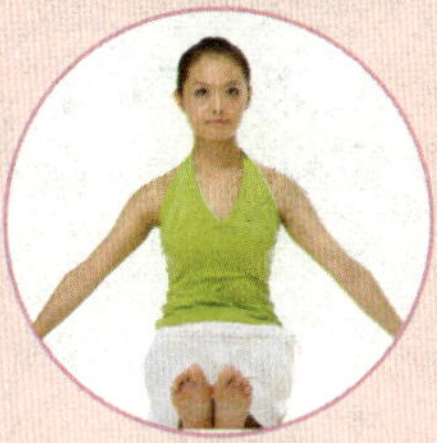

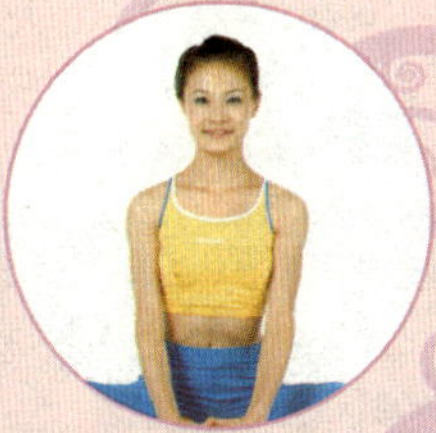

鱼式

难度指数 ★★★☆☆☆☆☆

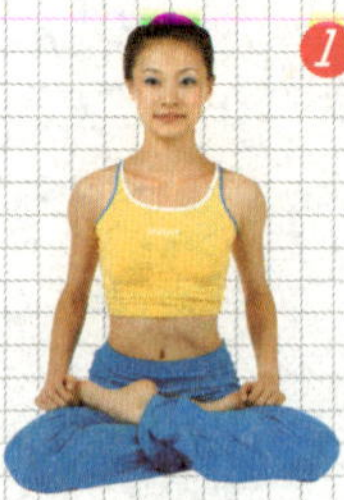

1 以全莲花式坐好，吸气，双手握住对侧脚的脚趾。

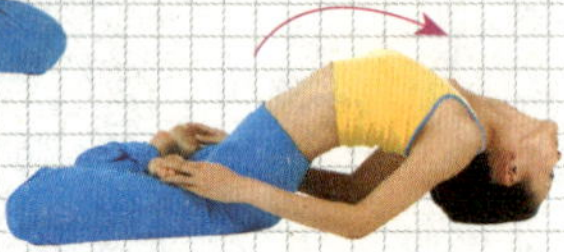

2 上身后仰，头顶触地，腰背部尽量上抬，双肘弯曲，触地，重心转移到手肘处。深呼吸，保持该动作30~60秒。

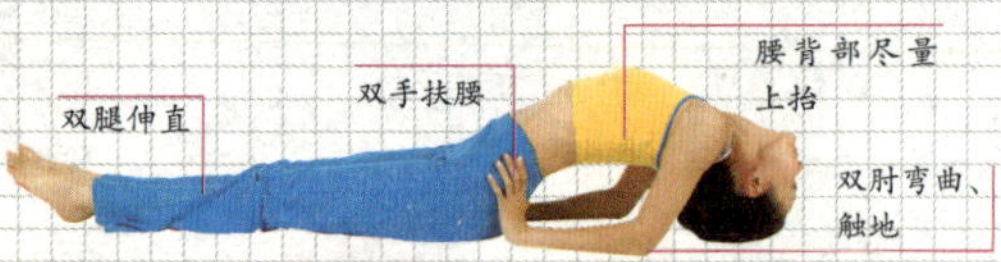

运动次数
6~8次

减肥部位

颈部、腰部

意识控制

感受颈部和腰部的拉伸

标准姿势

◎腰背部尽量上抬，双肘弯曲触地

3 松开脚趾，用两手扶腰，伸直两腿，保持该动作30~60秒。仰卧，休息一会儿，起身回复莲花坐。交换两腿位置，重复这个练习。

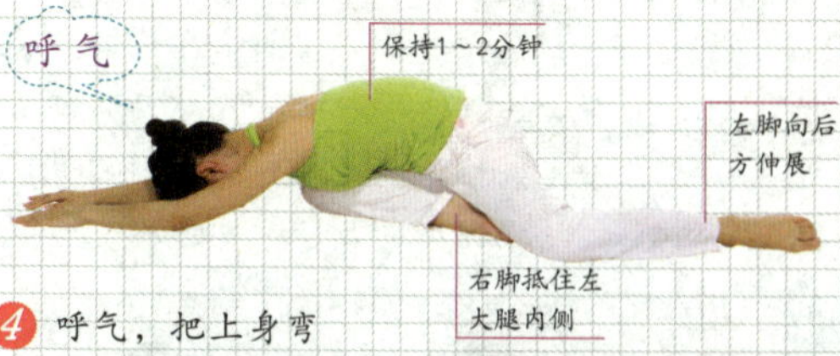

4 呼气，把上身弯下来，弯到右膝的上方。把头贴在地面上，缓慢而平稳地呼吸的同时，保持这个姿势1～2分钟。交换两腿位置，重复这个练习。

运动次数 6～8次

减肥部位

手臂、背部

意识控制

身体充分放松并感受自己的呼吸

标准姿势

◎身体充分放松

瑜美人减肥计

瑜伽健康法则

饮用足量的水，但一次不能喝太多。

女性月经期间不要弯腰提重物，避免性行为，不要大声唱歌，不要劳累，多吃易消化的食物。

半莲式

难度指数 ★★☆☆☆☆☆☆

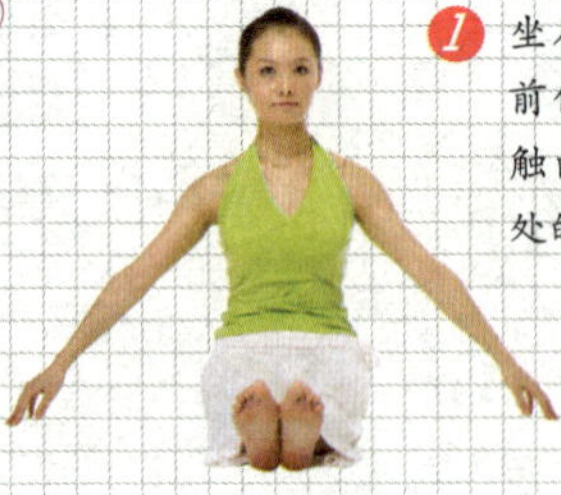

1 坐在地上，双腿向前伸直。双手尽量触向身体两侧较远处的地面上。

2 弯起左小腿并让左脚脚掌顶紧右大腿内侧，靠近腹股沟处。

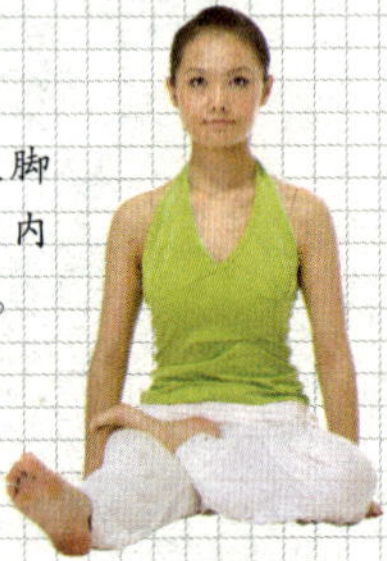

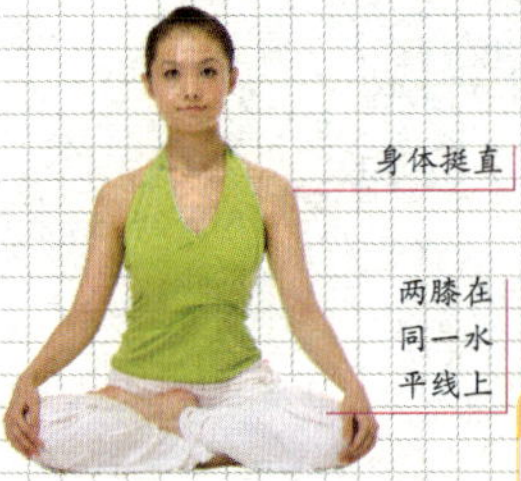

3 弯起右小腿并把右脚放在左大腿下面，使头、颈和躯干保持在同一平面上。

运动次数
6~8次

减肥部位

背部、大腿

意识控制

感受呼吸

标准姿势

◎两膝在同一水平线上
◎身体挺直

划船式

难度指数 ★★☆☆☆☆☆☆

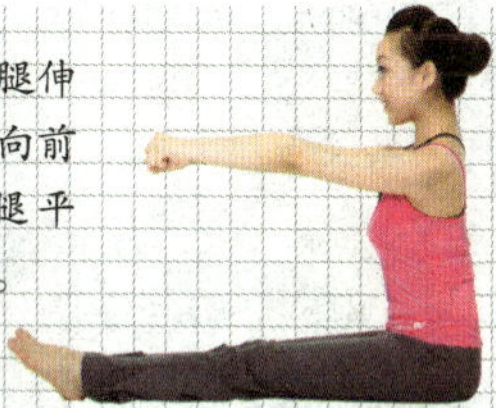

1 坐在地上，双腿伸向体前。双臂向前平举并与双腿平行，双手握拳。

呼气

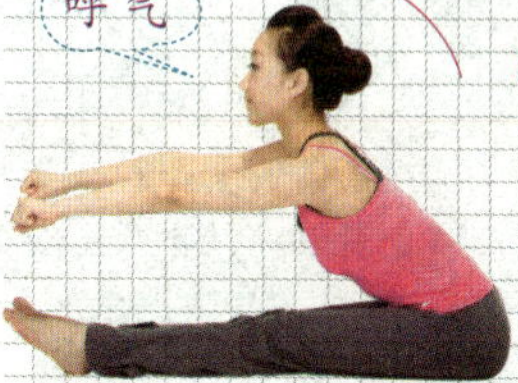

2 呼气时身体前倾，手臂向前伸展。

吸气

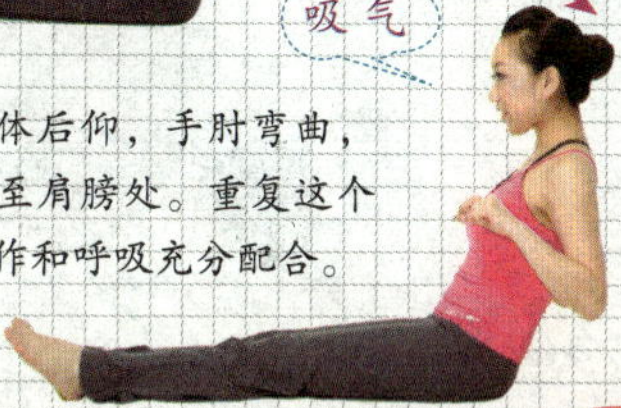

3 吸气时身体后仰，手肘弯曲，双拳拉回至肩膀处。重复这个练习，动作和呼吸充分配合。

运动次数 6~8次

减肥部位

手臂、腹部

意识控制

感受腹部的运动

标准姿势

◎以腹部为中心身体前后伸展

◎双腿保持伸直

伏莲式

难度指数 ★★★★★★☆☆

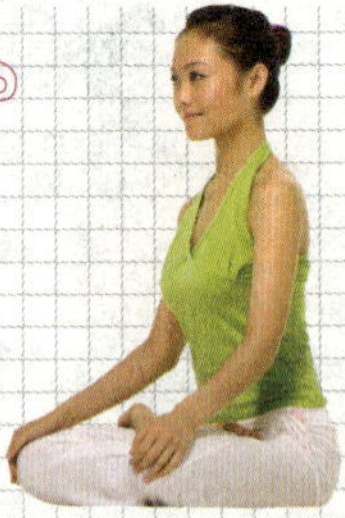

1 以莲花坐姿坐下，手掌扣在膝盖上。

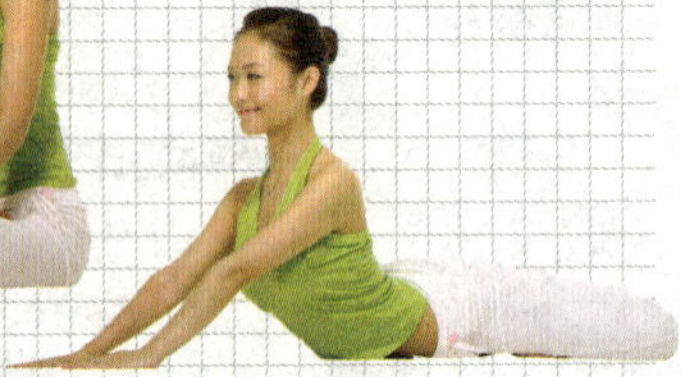

2 双手放在两膝前的地面上，重心前移，抬起臀部；双手慢慢向前移动，身体慢慢向下倒，直至上体完全贴地，呈俯卧姿势。

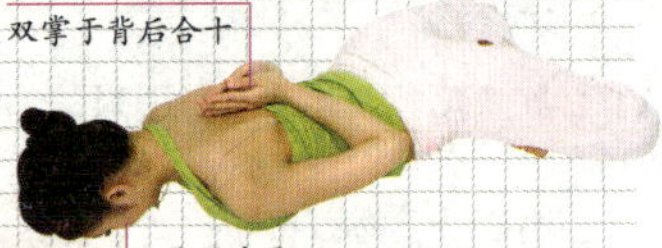

3 双肘向身后弯曲，双掌于背后合十，指尖顺着脊柱指向头部。脊柱继续向前延伸，直至脸贴到地面上。

运动次数
2～3次

减肥部位

肩部、大腿

意识控制

完成体式后体会内心的放松

标准姿势

◎双手在背后合十

◎身体、腹部、双腿要贴地

胎儿式

难度指数 ★★★★★★★☆

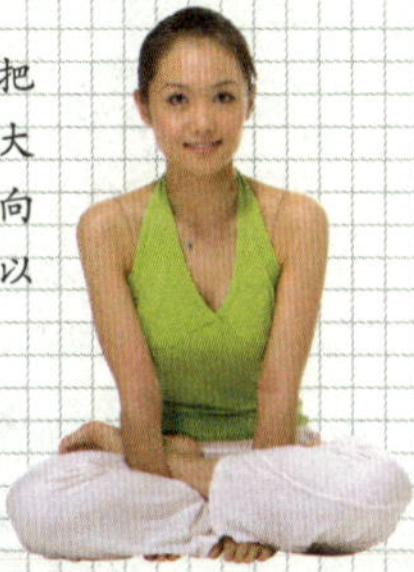

1 以莲花坐姿坐下。把双手插到同一侧的大腿和小腿间。手臂向前推，直到手肘可以自由弯曲。

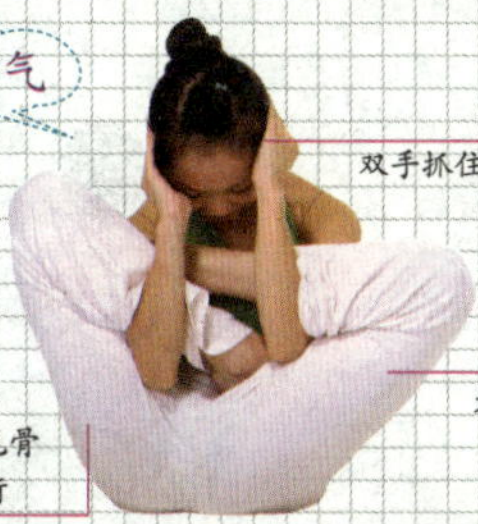

2 呼气，双手用力抬大腿离地，身体靠尾骨保持平衡，双手抓住耳朵。保持数秒，正常呼吸。调换交叉的双腿，重复上述动作。

运动次数
1～2次

减肥部位

腰部、臀部

意识控制

感受身体的平衡

标准姿势

◎稳定停留

闭莲式

难度指数 ★★★★★★★☆

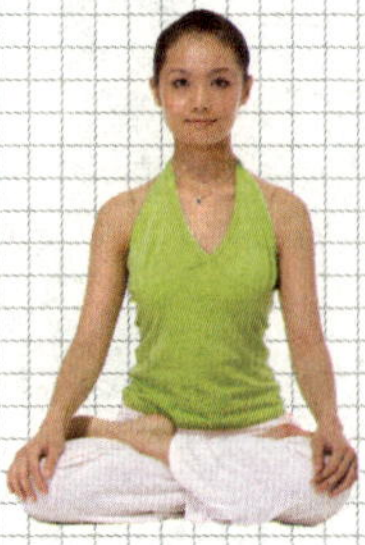

1 以莲花坐姿坐下，手掌扣在膝盖上。

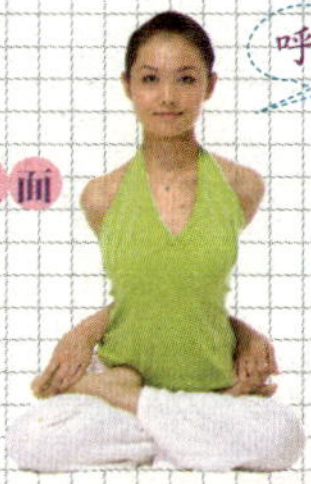

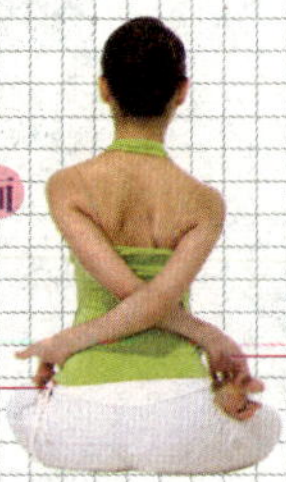

2 呼气，左臂从身后伸向右方，左手靠近右臂，抓住左脚大脚趾，保持这个姿势，吸气。然后呼气，右臂从肩部向后摆，右手靠近左臂，抓住右脚大脚趾。

运动次数 1～2次

减肥部位

胸部、背部

意识控制

感受身体的平衡

标准姿势

◎稳定停留

磅秤式

难度指数 ★★★★★☆☆☆

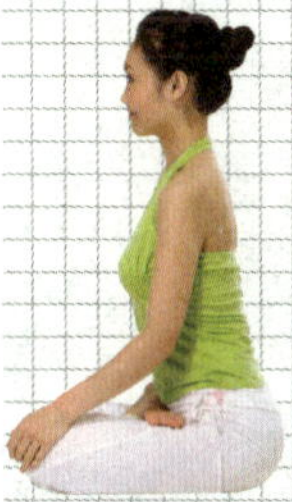

1 以莲花坐姿坐下，手掌扣在膝盖上。

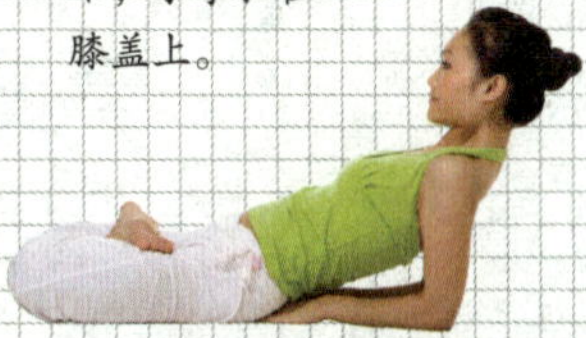

2 身体后倾，双手及前臂向后撑地，手放在臀下，掌心向下，手指指向臀部。

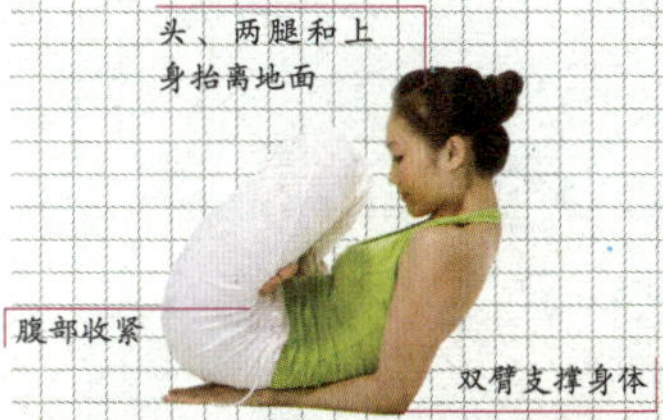

3 腹部收紧，将头、两腿和上身抬离地面，双腿尽量靠近胸腹部，腰臀部压在两前臂及双手上。

运动次数 6~8次

减肥部位

腹部、臀部

意识控制

屏气关注身体

标准姿势

◎完好的双莲花

◎双臂支撑身体

牛面式

难度指数 ★★★★☆☆☆☆

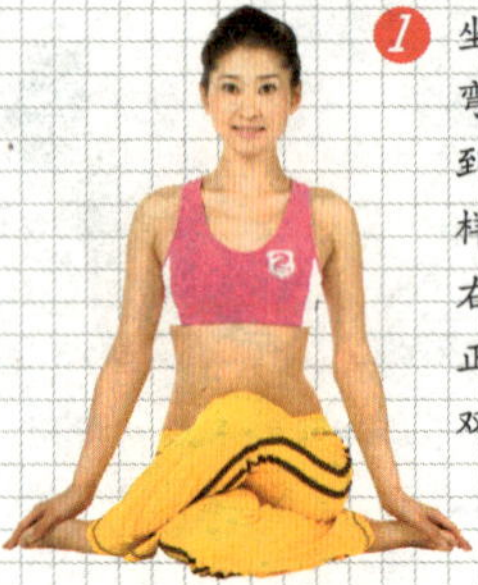

1 坐立，双腿向前伸直，弯曲右膝，把右脚跟拉到臀部的左侧；左腿同样弯曲，使左膝重叠在右膝上，两膝对准身体正中线，双手分别放在双侧的脚掌上。

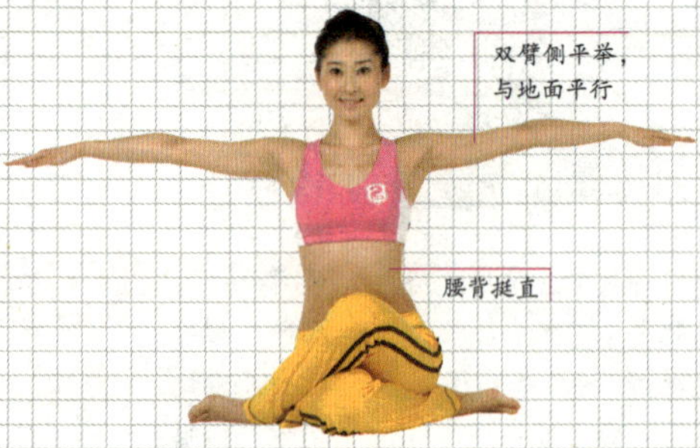

2 双臂侧平举，与地面平行，腰背挺直，腿部姿势保持不变。

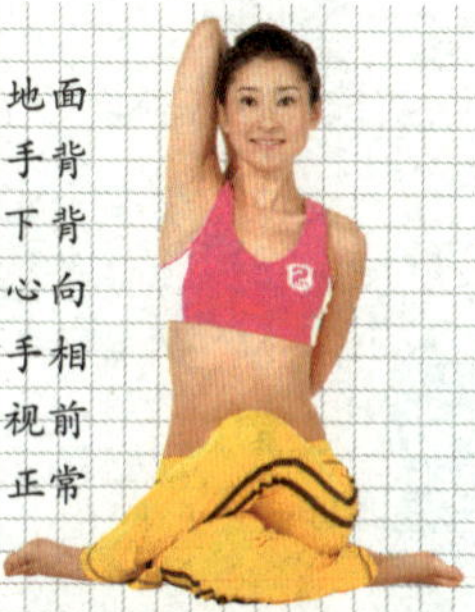

3 右臂屈肘，竖起，尽量与地面垂直，右小臂伸向背后，手背朝外。左臂弯曲，绕过下背部，左小臂紧贴背部，手心向外，指尖指向头部，左右手相互交握。头、颈挺直，目视前方。保持该动作5～20秒，正常呼吸。

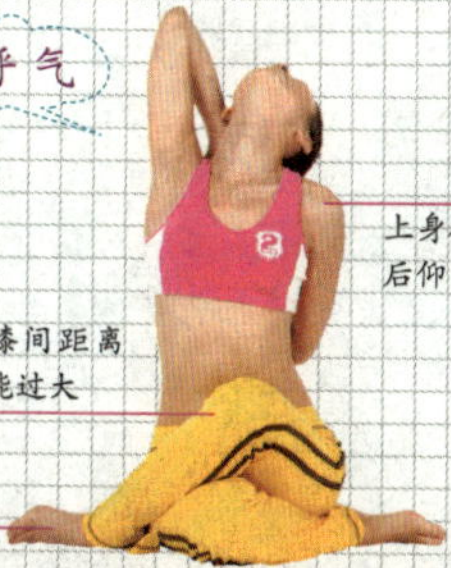

4 呼气，上身尽量后仰，保持5次呼吸，然后放开两手，伸直两腿。换身体另一侧做同样的练习。

运动次数
6～8次

减肥部位

胸部、肩部

意识控制

体会两肩的紧张、双臂的拉伸

标准姿势

◎双腿交叠，脚背贴地，两手相扣

◎两膝间距离不能过大

榻式

难度指数 ★★★★☆☆☆☆

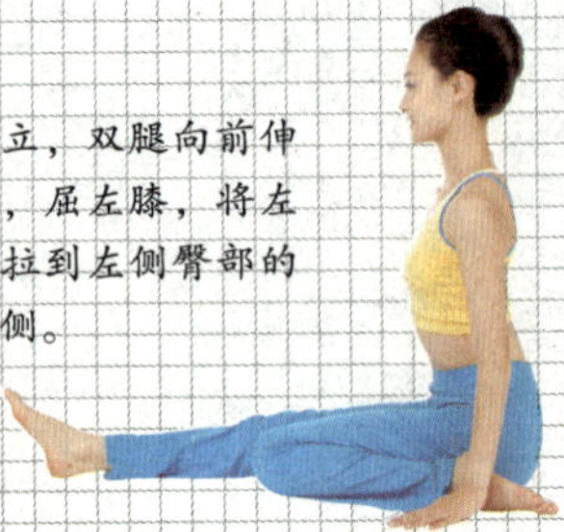

1 坐立，双腿向前伸直，屈左膝，将左脚拉到左侧臀部的外侧。

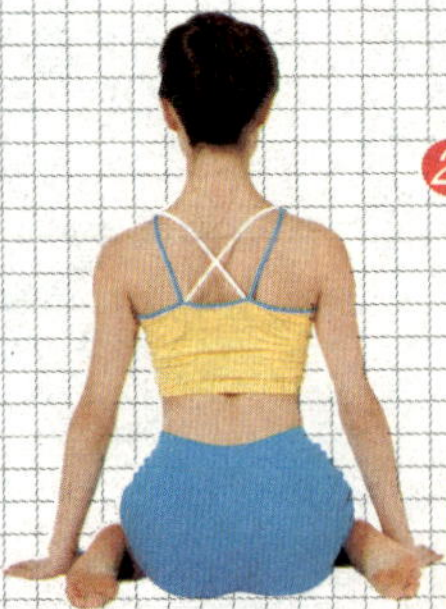

2 屈右膝，再将右脚拉向右侧臀部的外侧，坐在两脚之间的地板上。

运动次数 3～5次

减肥部位

颈部、腹部

意识控制

将意识集中到腹部

标准姿势

◎头部枕在地上，双臂向头上方伸直

◎背部尽量上抬

3 呼气，慢慢将躯干向后仰并放下，双肘弯曲撑地以支撑躯干。

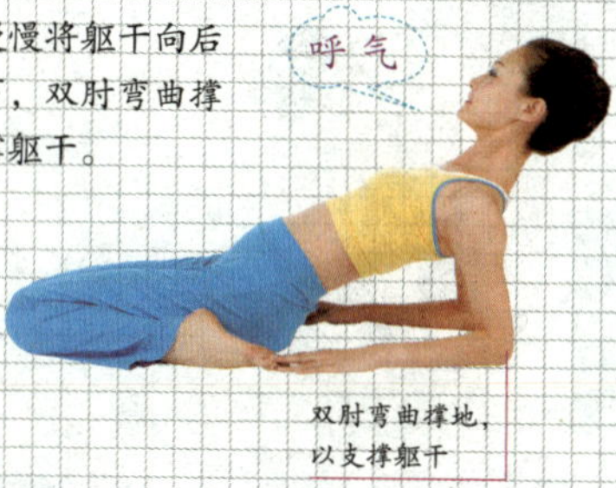

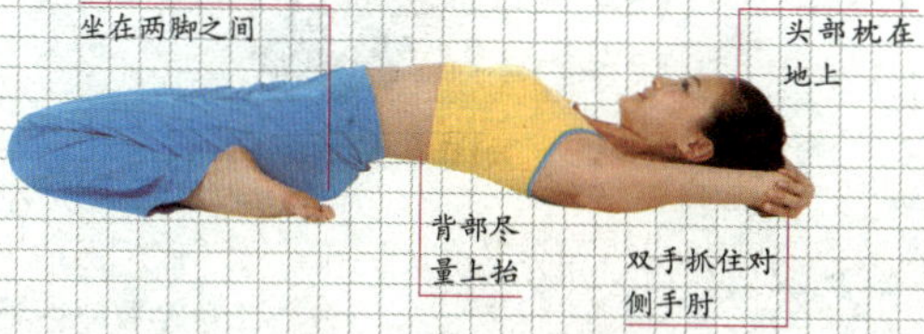

4 上身继续向后仰，直至头部枕在地上，双臂向头上方伸直，弯曲手肘，双手抓住对侧手肘，背部尽量上抬，平静地呼吸，保持约1分钟。然后吸气，放下腰背部，放开双手，伸直双腿，仰卧放松。

乌式

难度指数 ★★★★★★★☆

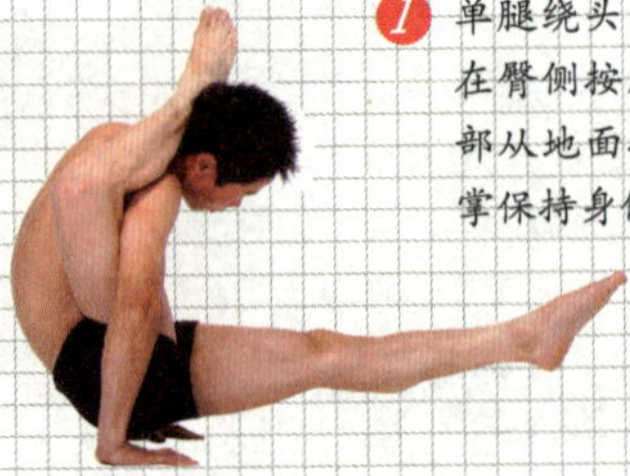

1 单腿绕头，双手手掌在臀侧按压地面。臀部从地面抬起，靠手掌保持身体平衡。

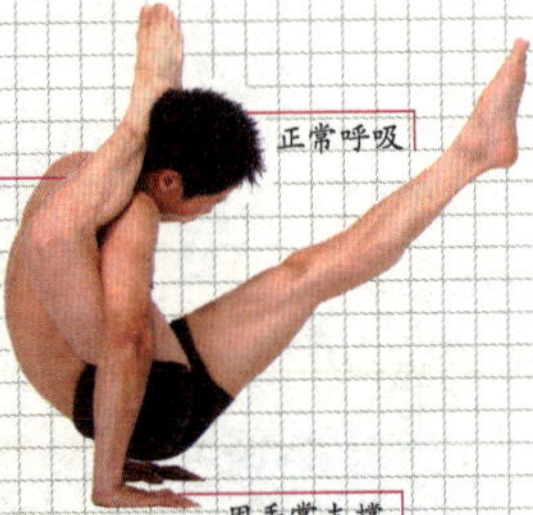

2 提升伸展的左腿直到与地面成60°～75°，向前伸展下巴，防止腿滑落，正常呼吸。

运动次数 1～2次

减肥部位

背部、大腿

意识控制

感受身体的平衡

标准姿势

◎大腿绕过肩部后侧应充分

◎稳定停留

瑜伽身印

难度指数 ★★★★★☆☆☆

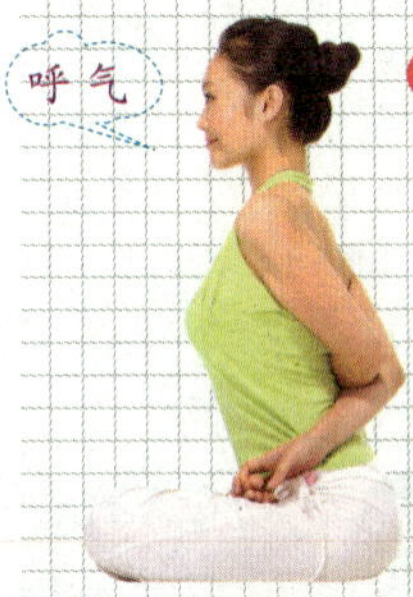

1 以莲花坐姿坐下。呼气，左臂从后向右，右手靠近右臀，抓住左脚大脚趾，保持这个姿势。同样，呼气，右臂从后向左，右手靠近左臀，抓住右脚大脚趾。

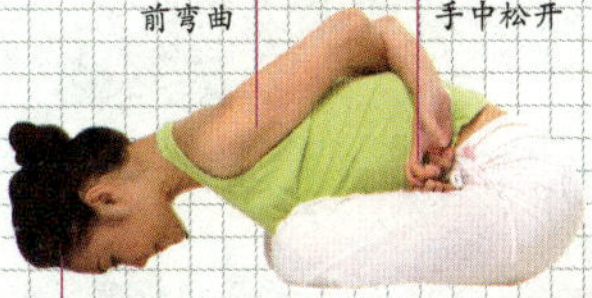

2 深深地吸气，然后呼气，躯干从臀部开始向前弯曲，把头放在地面上，脚趾不要从手中松开。头部向前弯曲，至触碰地面。

运动次数 6~8次

减肥部位

手臂、背部

意识控制

意识放于脐轮，感受深长的呼吸

标准姿势

◎稳定的莲花坐
◎平稳的呼吸
◎手抓脚的位置

七窍闭合式

难度指数 ★★★★★★☆☆

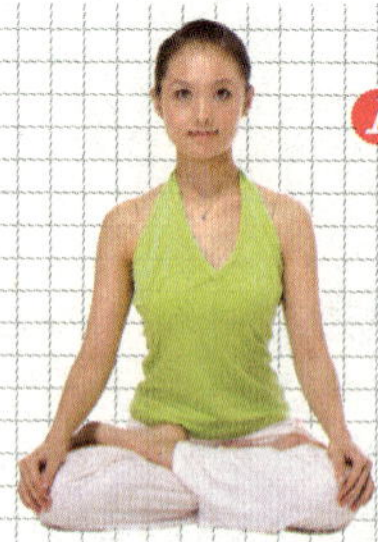

1 以莲花坐姿坐下，手掌扣在膝盖上，保持脊柱挺直，头部与脊柱在同一直线上。

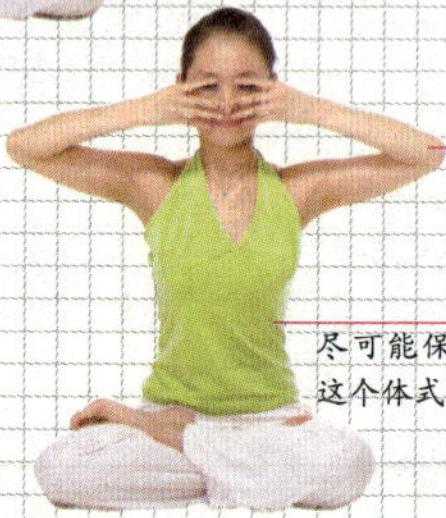

2 把手抬高到脸部，肘部与肩平，拇指放在耳孔处从而隔绝外部声响。把食指放在上眼睑，中指均匀地按压左右鼻孔，无名指放在上唇，小指压住下唇。吸气之后屏气，尽你所能保持这个体式，把视觉和想象向内收。

运动次数 2～3次

减肥部位

肩部、手臂

意识控制

意识内收，体会感观的回撤

标准姿势

◎稳定的莲花坐，脊背挺直

◎长时间闭气

圣哲玛里其第一式

难度指数 ★★★☆☆☆☆☆

1 坐在地面上，双腿向前伸直。弯曲左膝，把左脚脚底平放在地面上。左腿小腿碰到大腿。左脚内侧应该触碰到伸展的右大腿内侧。

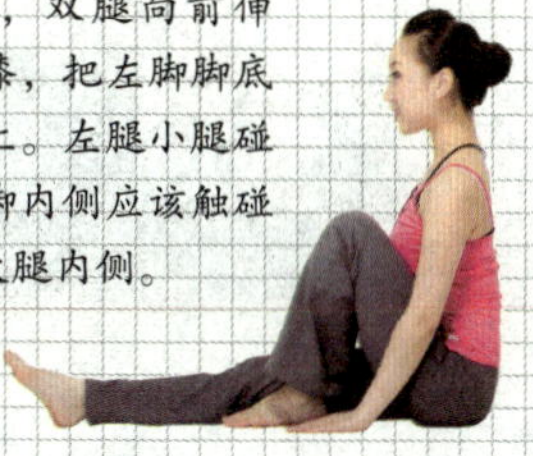

2 左肩向前伸，直到左腋抵住垂直于地面的左腿胫骨。弯曲左肘，左臂环绕住左腿胫骨和左大腿，左前臂摆到背后接近腰的高度，右手摆到背后握住左手手腕。如果无法完成这个动作，就握住手掌或者手指。

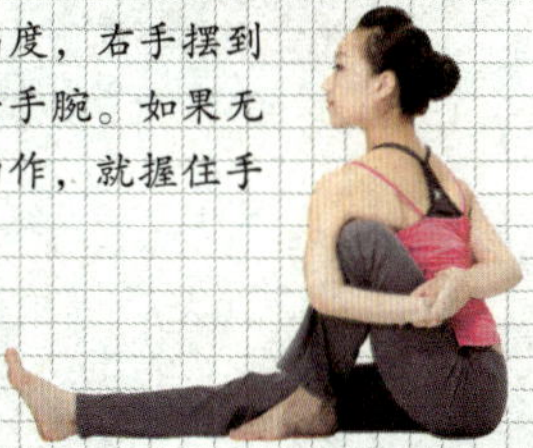

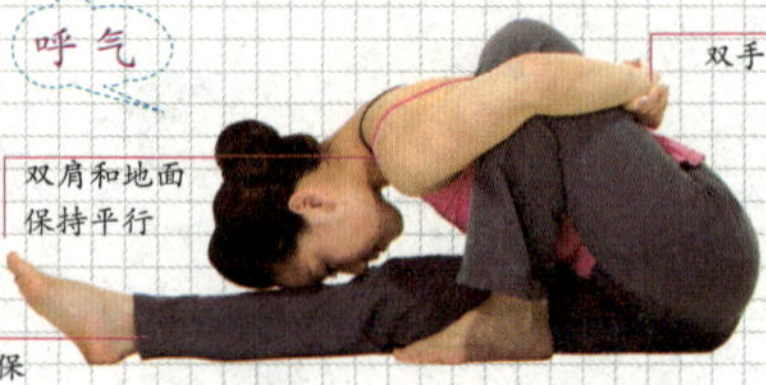

3 现在，保持伸出的右腿绷直。保持这个体式的同时看着伸出的右脚大脚趾，保持几次呼吸。呼气，弯曲向前，依次把前额、鼻子、嘴唇、下巴放在右腿上。练习这个体式时，双肩应该和地面平行，保持正常的呼吸。维持这个姿势数秒，换另一侧身体重复上述练习。

运动次数
3~5次

减肥部位

背部、手臂

意识控制

感受肩背的紧张，体会腹部的挤压

标准姿势

◎手臂可以绕过小腿前侧与背后的手相握

◎俯身时额头贴膝

圣哲玛里其第二式

难度指数 ★★★★☆☆☆☆

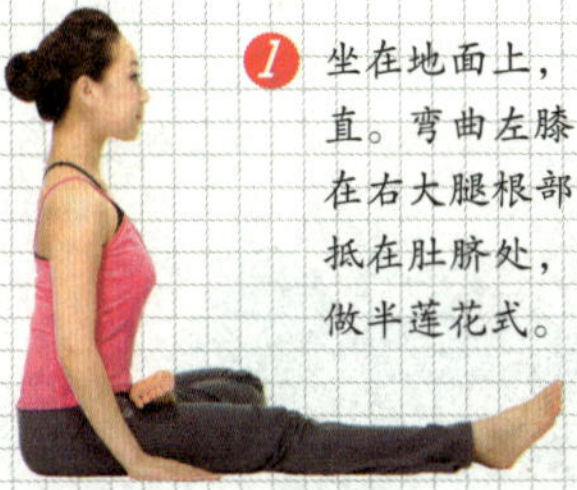

1 坐在地面上，双腿向前伸直。弯曲左膝，把左脚放在右大腿根部。左脚脚跟抵在肚脐处，脚趾伸展。做半莲花式。

2 弯曲右腿，右脚脚底平放在地面上，使右腿胫骨与地面垂直，右大腿和右小腿相碰，右脚脚跟触碰会阴处。身体稍向前弯，右肩向前直到腋窝抵住右腿胫骨。呼气，右臂环绕右腿胫骨和右大腿，弯曲右肘，把右前臂放于背后与腰同高，然后伸左手放于身后握住右手手腕。脊柱向上伸展，保持这个姿势几秒钟，深长地呼吸。

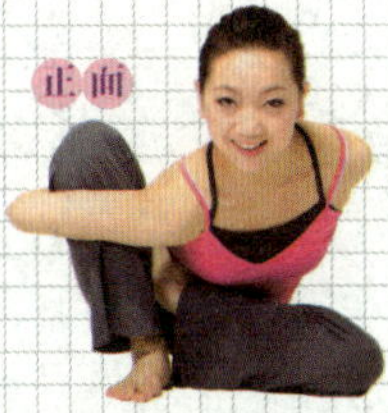

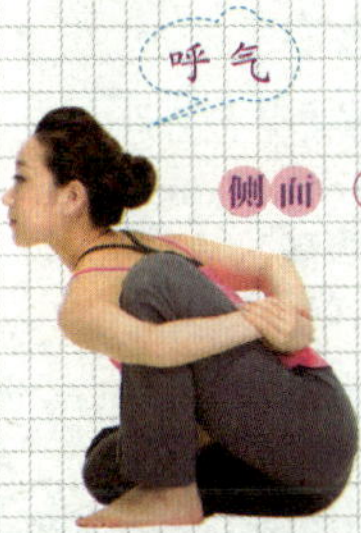

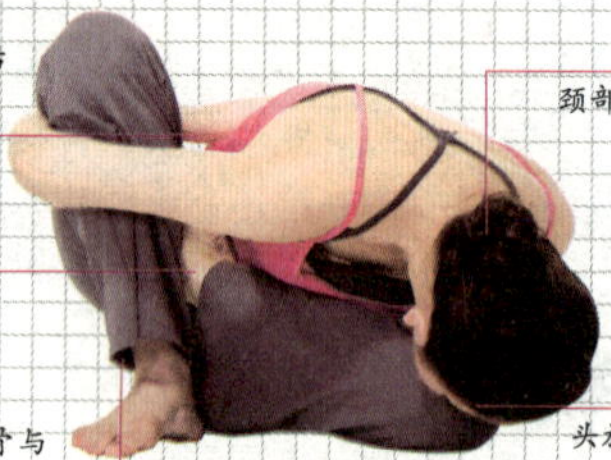

3 呼气，躯干和头部向前移，把头放在弯曲的左膝上。然后伸展颈部，把下巴放在左膝上。保持一段时间，然后换身体另一侧重复练习，练习时间相同。

运动次数
6～8次

减肥部位

肩部、腹部

意识控制

感受肩背的紧张，体会腹部的挤压

标准姿势

◎手臂可以绕过小腿前侧与背后的手相握

◎俯身时额头贴膝

圣哲玛里其第三式

难度指数 ★★★☆☆☆☆☆

1 坐在地面上，双腿向前伸直。弯曲左膝，把左脚脚底平放在地面上。左小腿触碰左大腿。把左脚脚后跟贴近会阴，左脚内侧触碰伸出的右大腿内侧。呼气，同时脊柱向左侧扭转90°，使胸部越过弯曲的左大腿，把右臂放在左大腿上。

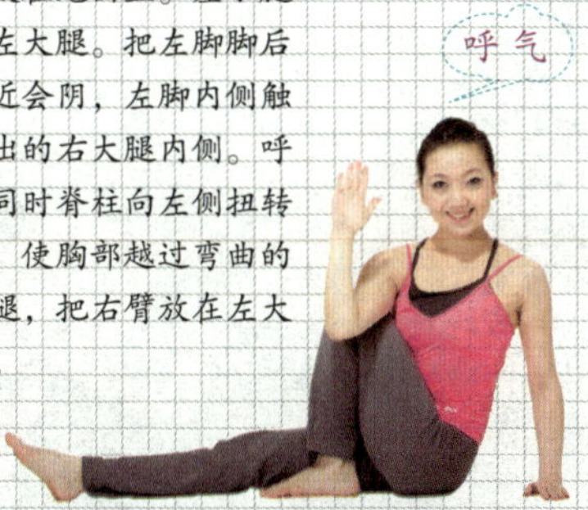

2 把右肩越过左膝，脊柱进一步向左扭转的同时右臂伸展。注意伸展右侧后背的肋骨区域。呼气，绕左膝扭转右臂，弯曲右肘，把右手手腕放在腰后，吸气，保持这个体式。

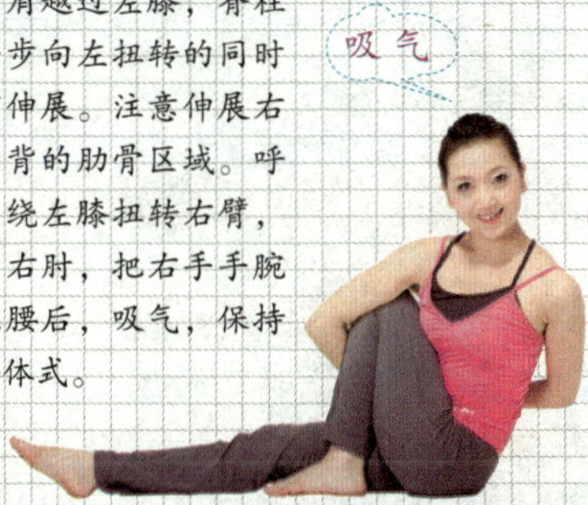

3 深深地呼气，左臂从肩部后摆。右手从背后握住左手。牵拉相握的双手使脊柱向左侧扭转。颈部也向左侧扭转，双眼越过肩向前看。右腿始终应该挺直并牢牢地放在地面上，保持这个体式一段时间，正常地呼吸。然后换身体另一侧重复这个体式。

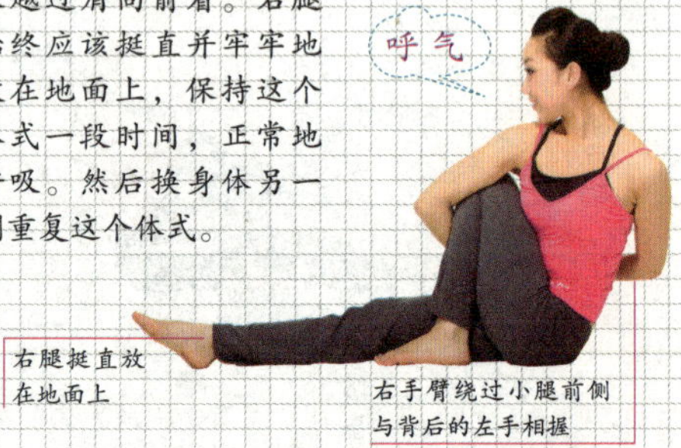

运动次数 6～8次

减肥部位

肩部、手臂

意识控制

感受肩背的紧张，体会腹部的挤压

标准姿势

◎手臂绕过小腿前侧与背后的手相握

◎身体扭转

圣哲玛里其第四式

难度指数 ★★★★☆☆☆☆

运动次数 6~8次

减肥部位

腰部、大腿

意识控制

感受肩背的紧张，体会腹部的挤压

标准姿势

◎手臂绕过小腿前侧与背后的手相握

◎脊柱正直

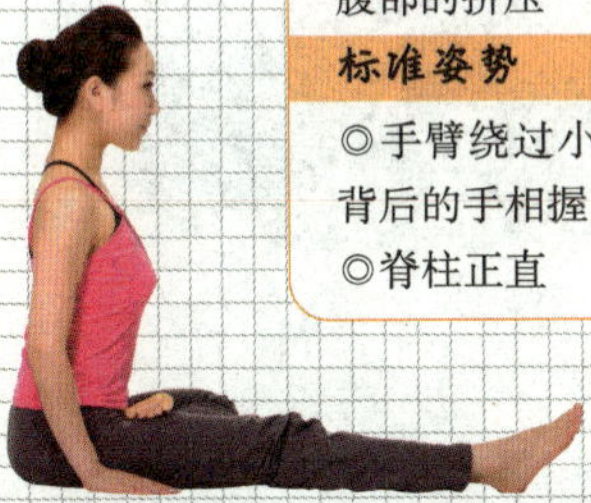

1 坐在地面上，双腿向前伸直。弯曲左膝，把左脚放在右大腿根部，左脚脚后跟抵住脐部中心，脚趾伸展。左腿成半莲花式。

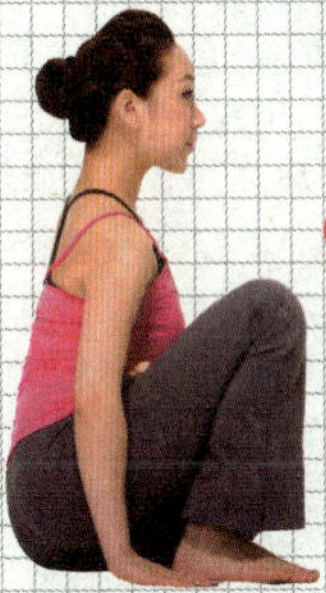

2 弯曲右膝，把右脚脚底平放在地面上。右腿胫骨与地面垂直，使右大腿和右小腿相互触碰，右脚脚后跟触碰会阴。

3 呼气，脊柱向右扭转90°，使左肘抵住右大腿外侧。左肩越过右膝，通过伸展后背肋骨区域进一步向右扭转脊柱，使左臂向前伸展。保持1次呼吸。

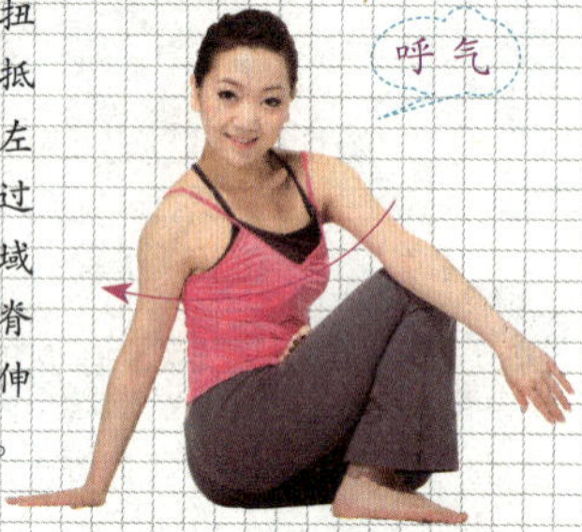

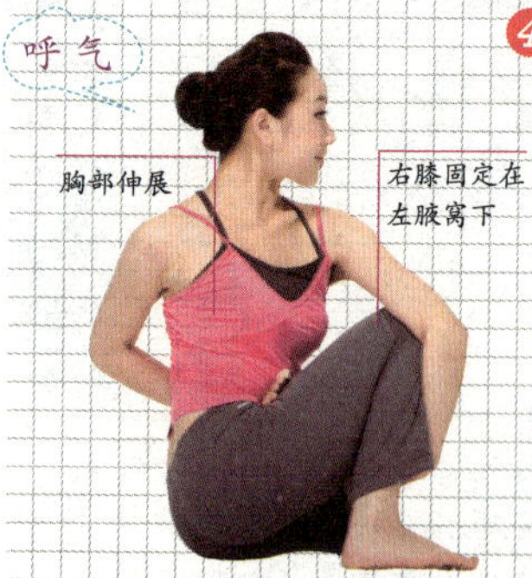

4 呼气，左臂绕右膝，弯曲左肘，使右膝紧紧地固定在左腋窝下，把右手放在腰后。保持1次呼吸。深呼气，在背后扭转右臂，右手握住左手。胸部伸展，向上拉伸脊柱。保持这个体式一段时间，然后在身体另一侧重复这个体式。

半鱼王式准备式

难度指数 ★★★★☆☆☆☆

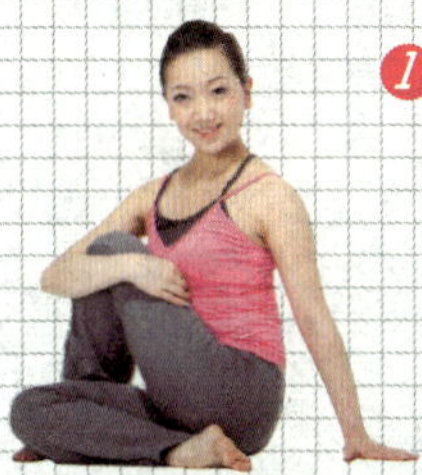

1 坐在地上，双腿向前伸展。向内屈右膝，右脚放在臀部外。屈左膝，左脚踩在右大腿外侧的地面上，膝关节向上。

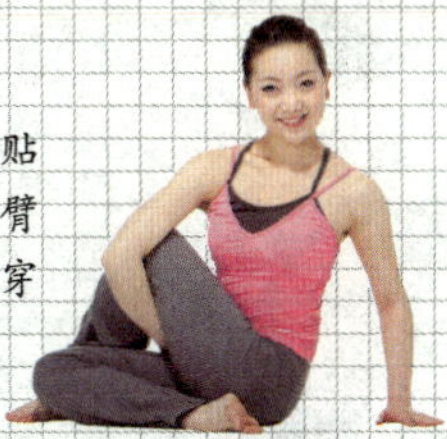

2 身体向左转，腹部贴近左大腿内侧。右臂从左腿膝关节下穿过，向后伸展。

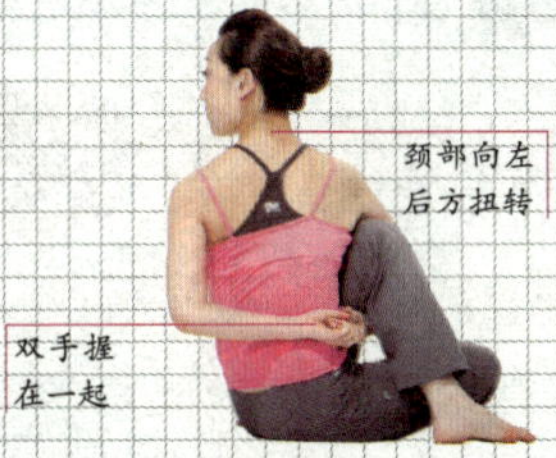

3 左手臂向后绕过肩部，双手握在一起。颈部向左后方扭转，保持一段时间，换另一侧身体练习。

半鱼王第一式

难度指数 ★★★★☆☆☆☆

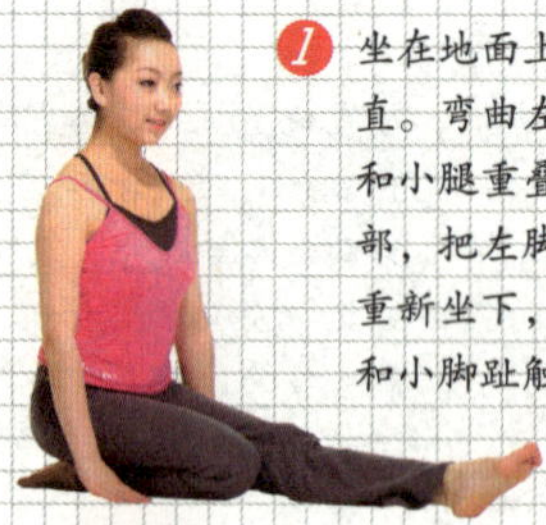

1 坐在地面上，双腿向前伸直。弯曲左膝，左腿大腿和小腿重叠，微微抬起臀部，把左脚放在臀下，并重新坐下，左脚脚踝外侧和小脚趾触地。

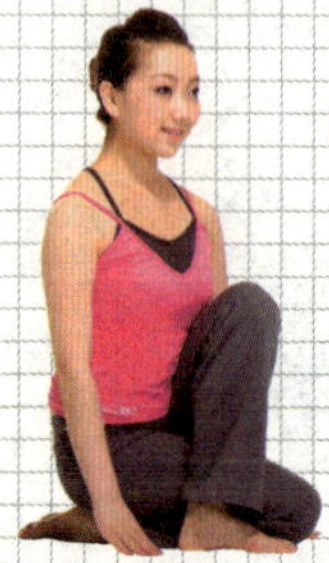

2 弯曲右膝，使右脚平行放在左腿的外侧，使右踝外侧触碰到放在地面上的左大腿外侧。在这个体式上保持平衡，使右腿胫骨与地面垂直。

运动次数 6～8次

减肥部位

手臂、腰部

意识控制

感受肩部的充分伸展及整个脊柱的扭转，腹部和大腿贴紧

标准姿势

◎身体扭转充分，躯干和大腿贴合紧密

◎呼吸稳定均匀

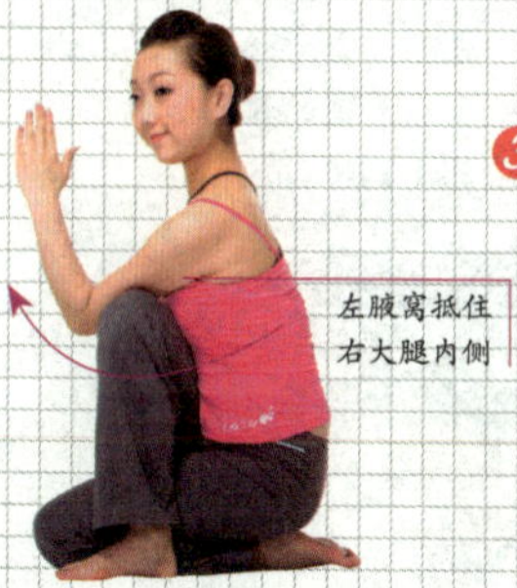

3 躯干向右转90°，直到左腋窝抵住右大腿内侧。把左臂放在右大腿上。

4 把左腋窝越过右膝，呼气，伸展左臂绕右膝扭转。弯曲左肘，左手手腕放在腰后。深深呼气，右臂从肩部后摆，弯曲右肘使双手于腰后相握。颈部向右转，双眼注视两眉中心。保持一段时间，在身体另一侧重复这个体式。

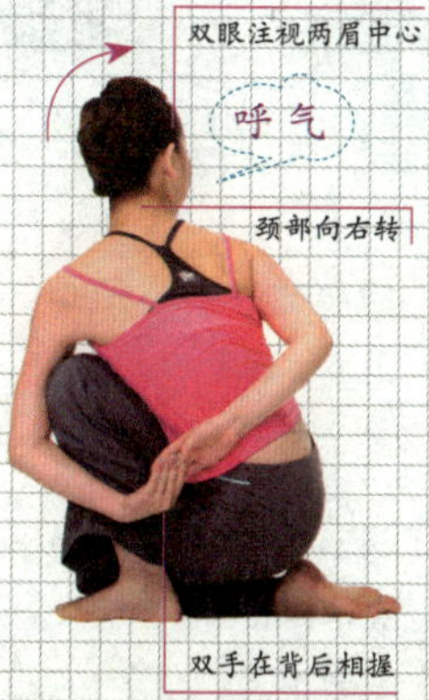

半鱼王第二式

难度指数 ★★★★★☆☆☆

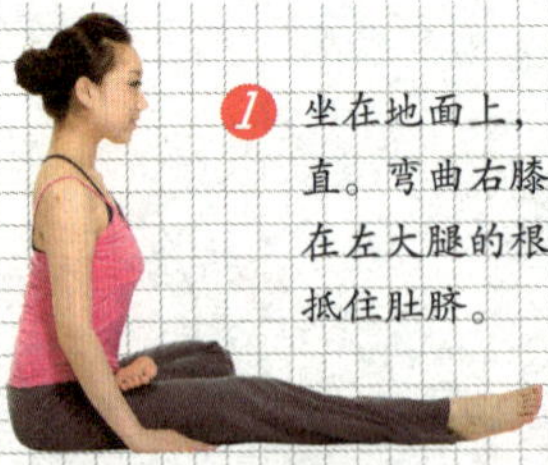

1 坐在地面上，双腿向前伸直。弯曲右膝，把右脚放在左大腿的根部，脚后跟抵住肚脐。

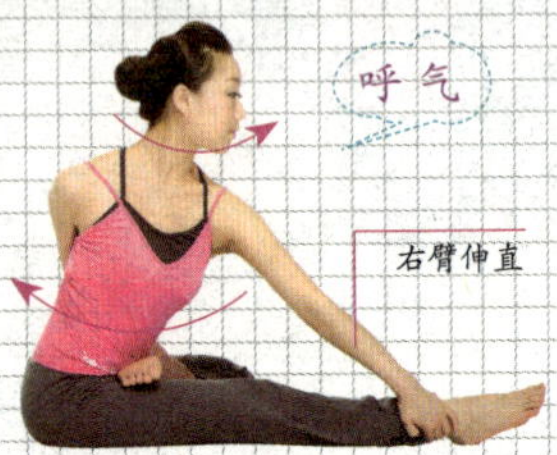

2 呼气，躯干向左转90°，左臂后摆，弯曲左肘，用左手从身后伸出，抓住右脚脚踝或胫骨。左腿始终在地面上保持挺直，伸直右臂，右手抓住左脚脚趾或者脚腕。颈部向右转，双眼越过右肩注视前方。保持这个体式一段时间，然后在身体另一侧重复这个体式。

运动次数 6～8次

减肥部位

手臂、背部

意识控制

感受肩部的充分伸展及整个脊柱的扭转，背部保持伸展

标准姿势

◎身体扭转充分

◎呼吸稳定均匀

瑜伽减肥体位之

仰卧姿势

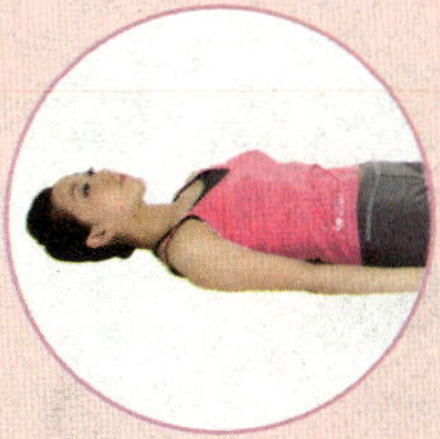

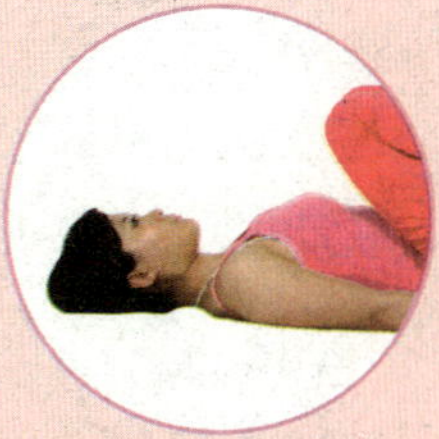

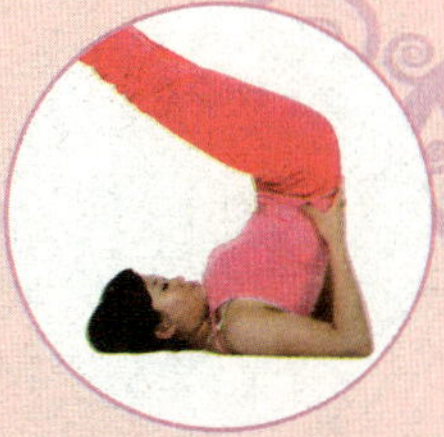

肩式

难度指数 ★★★☆☆☆☆☆

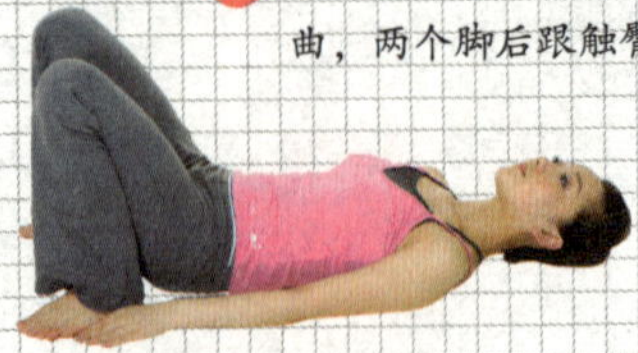

1 平卧地上，双腿在膝外屈曲，两个脚后跟触臀部。

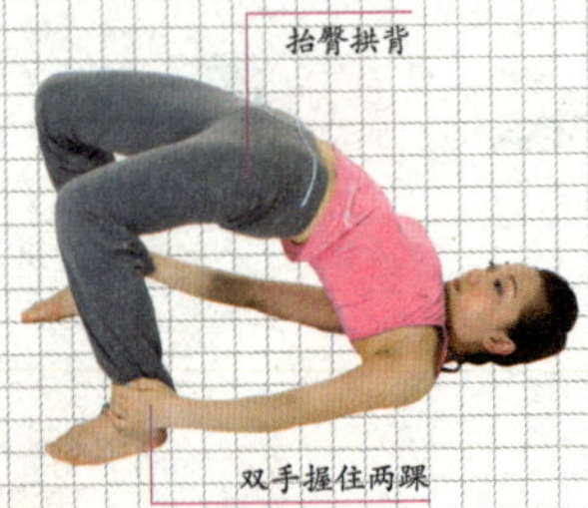

2 抬臀拱背，双脚平放地上，双手握住两踝，切勿移动双手或双肩的位置。身体由双脚、颈、双肩和双臂支撑。

运动次数 3～5次

减肥部位

背部、臀部

意识控制

感受颈部的挤压及腹部的拉伸

标准姿势

◎身体抬起至下巴可以触胸骨

◎大腿与地面平行

轮式

难度指数 ★★★★★☆☆☆

1 身体平躺在地面上，弯曲双膝，双脚脚后跟贴近臀部。

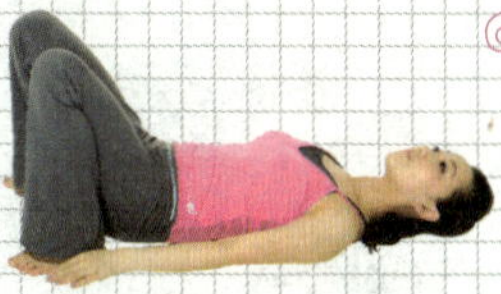

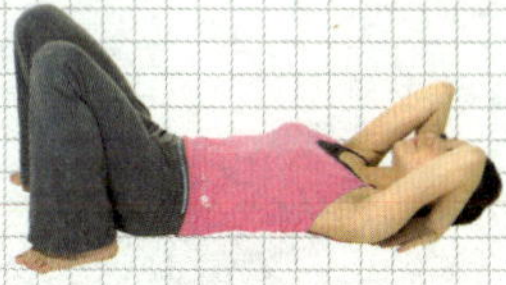

2 弯曲并抬双肘，把双手手掌放在两肩旁。手指向后指向脚的方向。

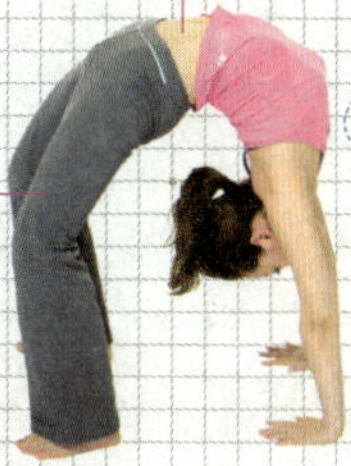

3 呼气，躯干抬起，使头顶抵住地面，保持2个呼吸。呼气，抬躯干和头，背部成弓形，身体的重量仅靠手掌和脚掌支撑。双臂伸展直到挺直，同时向上拉伸大腿肌肉。

运动次数 3～5次

减肥部位

手臂、腹部

意识控制

感受背部的紧张、腹部的拉伸

标准姿势

◎身体稳定停留

◎手脚之间的距离不能过大

束轮式

难度指数 ★★★★★☆☆

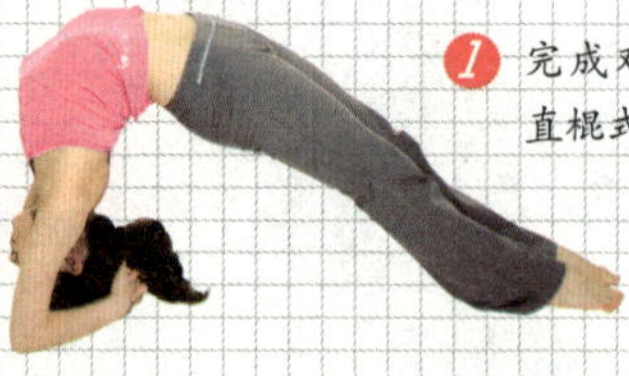

1 完成双腿内收直棍式。

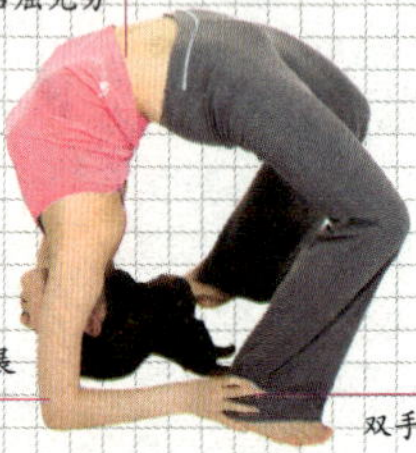

2 双脚向头部方向靠近。松开双手，手掌触地，小臂不离地。头顶离开地面，向脚的方向看，双手握住脚踝。整个脊柱充分弯曲，躯干向上拱起。保持一段时间后，头顶落地，回到头倒立第一式，还原放松。

减肥部位

运动次数 2～3次

腹部、背部

意识控制

感受背部的收紧、身体的拉伸，双脚双肘保持稳定

标准姿势

◎身体后屈充分

◎双肘落地，肩部伸展

拱背伸展式

难度指数 ★★★★★☆☆☆

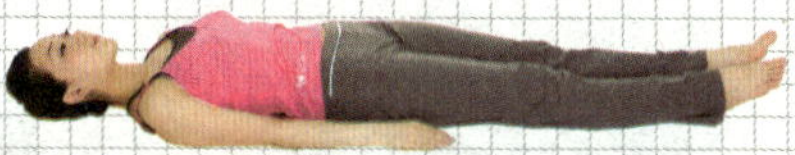

1 仰卧，双腿并拢，双臂放于身体两侧，掌心向下。

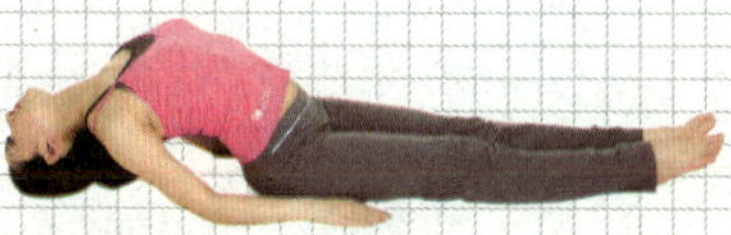

2 背部向上收紧离开地面，头、颈向后放松，头顶触地。

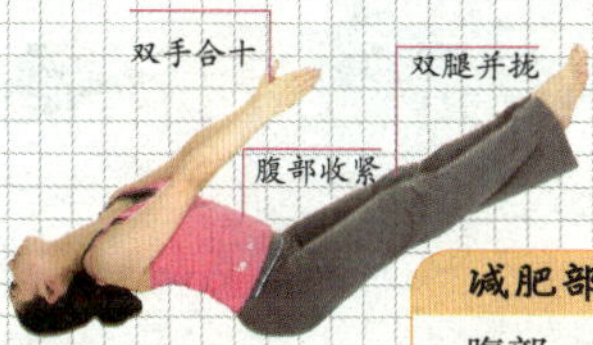

3 腹部收紧，双腿并拢向上抬离地面，双手合十，手臂和双腿向一个方向伸展。用头顶和臀部保持身体稳定。

运动次数
3～5次

减肥部位

腹部、背部

意识控制

感受背部收紧向上离开地面，头顶和臀部触地保持身体平稳，腹部收紧双腿上升

标准姿势

◎呼吸稳定自然，身体保持平稳

仰卧脊柱扭动式

难度指数 ★★★★☆☆☆☆

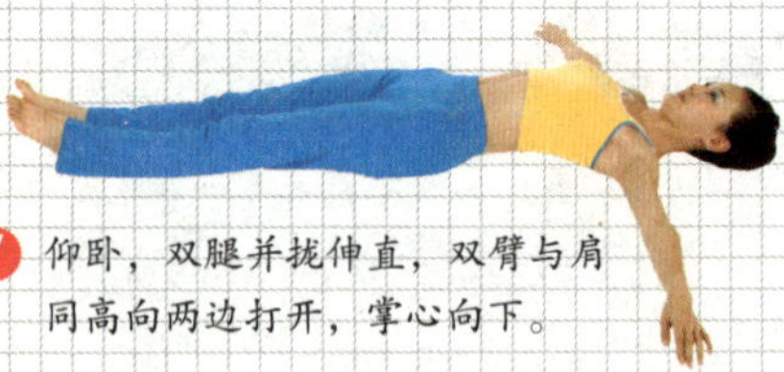

1 仰卧，双腿并拢伸直，双臂与肩同高向两边打开，掌心向下。

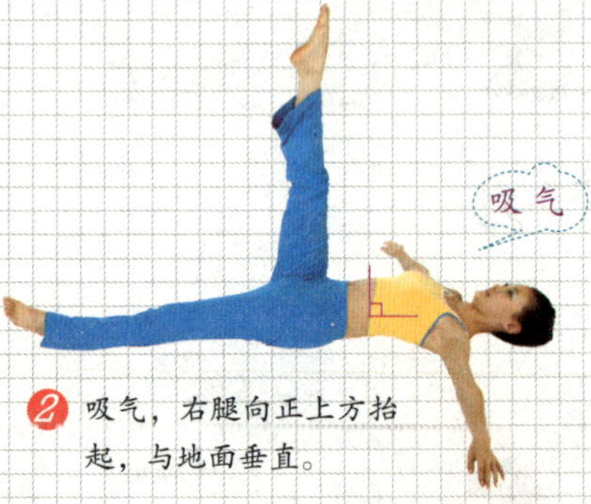

2 吸气，右腿向正上方抬起，与地面垂直。

运动次数 3~5次

减肥部位

腰部、大腿

意识控制

感受腿部的拉伸和腰部的扭转

标准姿势

◎右肩不能离开地面
◎尽量保持腿部伸直

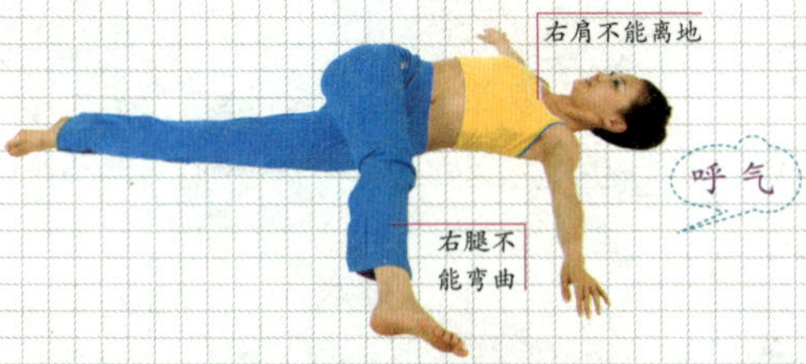

3 呼气，右腿向身体左侧倾倒直到即将碰到地面为止。右肩不要离开地面，该动作保持30～60秒。左右腿轮流进行同样的练习。

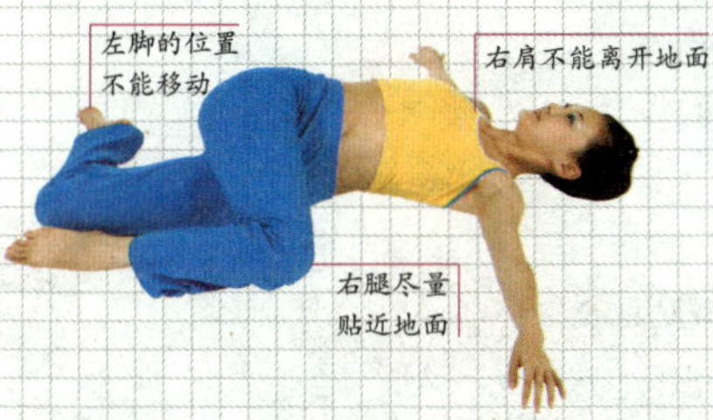

4 如果做这个动作比较困难，可以仰卧，竖起双膝，把右脚脚掌放在左膝上，边呼气边把右腿向左倾倒，注意左脚的位置不要移动，右腿尽量贴近地面。左右腿轮流进行同样的练习。

桥式准备式

难度指数 ★★★★☆☆☆☆

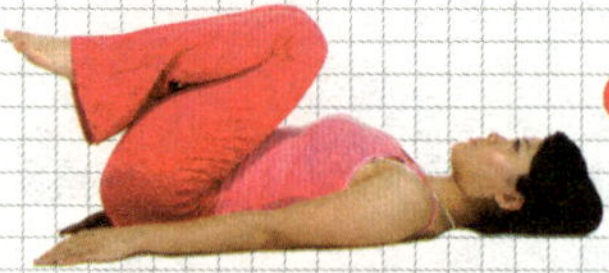

1 仰卧，屈双膝，靠近大腿根部。

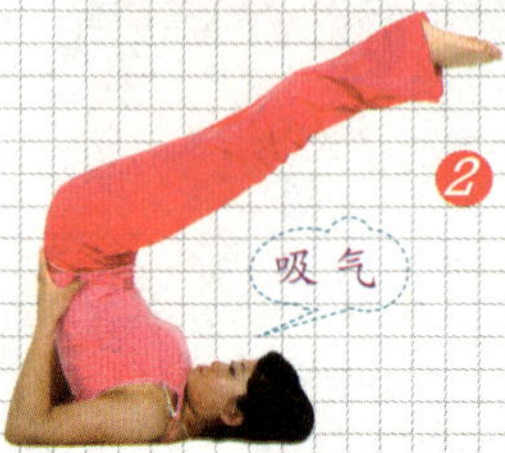

2 吸气，抬起臀部，屈肘，双手撑在腰部。

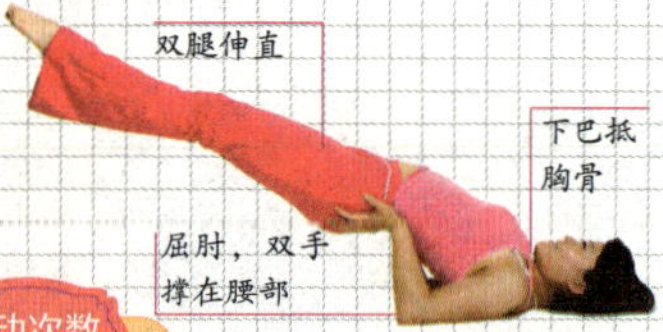

3 屏气，伸直下肢，重心放在双手、脚及肩上；屏气保持，也可正常呼吸。

运动次数 6～8次

减肥部位

大腿、背部

意识控制

感受甲状腺处的挤压及腰背的紧张

标准姿势

◎双腿保持伸直
◎下巴抵胸骨
◎两肩着地，手臂撑地

瑜伽减肥体位之

俯卧姿势

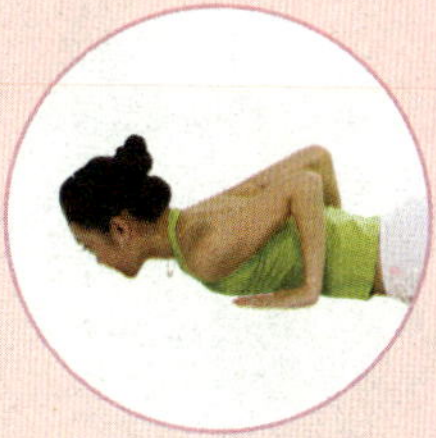

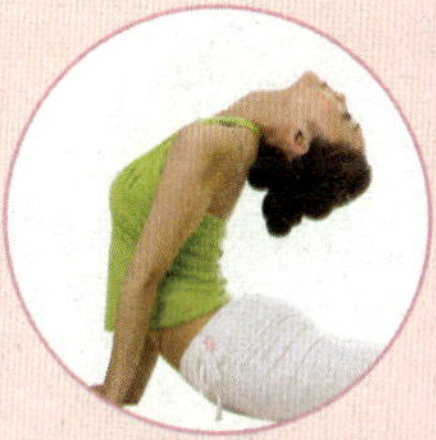

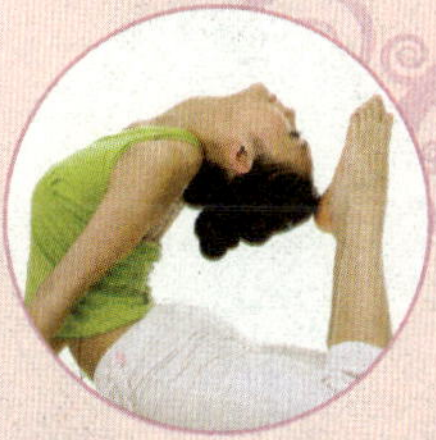

鸽王式

难度指数 ★★★★★★★★★

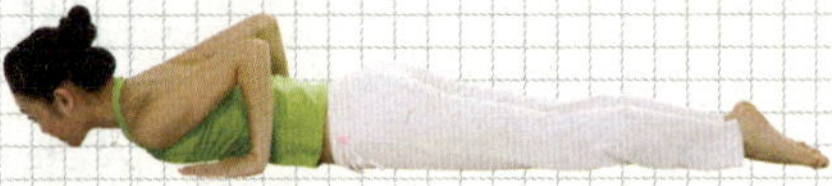

1 俯卧，弯曲两肘，把手掌放在腰两侧。

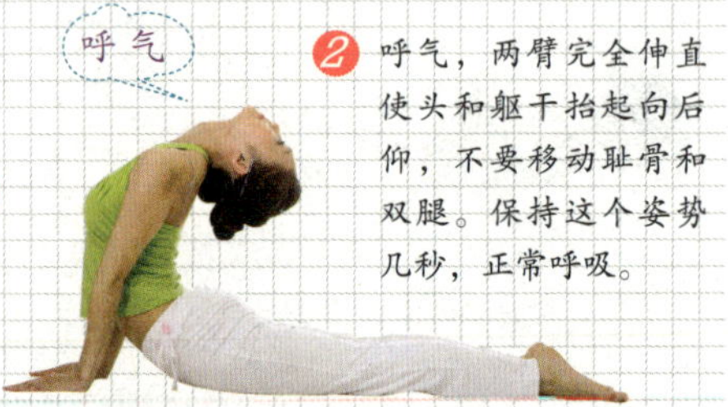

2 呼气，两臂完全伸直使头和躯干抬起向后仰，不要移动耻骨和双腿。保持这个姿势几秒，正常呼吸。

3 呼气，弯曲两膝，抬起双脚。骨盆和大腿可以感受到身体的重量。配合几次呼吸。

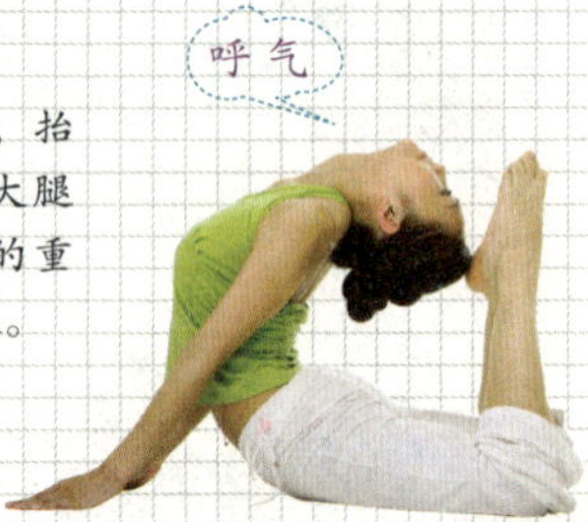

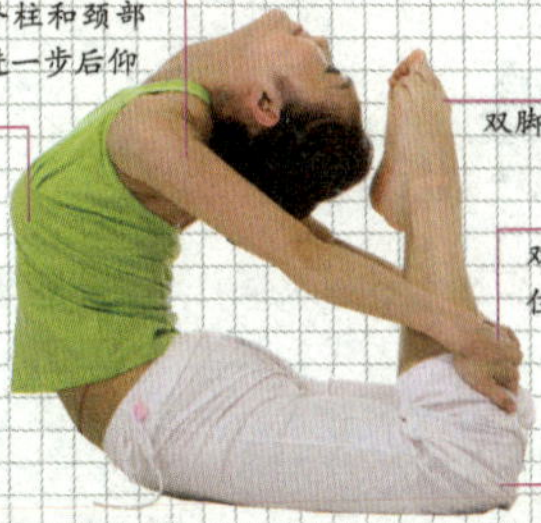

4 压力放在右手上，左手离地，快速而深长地呼气后，把左臂后摆，左手抓住左膝盖。配合几次呼吸，快速而深长地呼气后，把右臂后摆，用右手抓住右膝盖。胸部抬起，使脊柱和颈部进一步后仰，直到把头放在脚后跟上。双脚并拢，两膝尽可能贴近。尽量保持此姿势一段时间。

运动次数 1～2次

减肥部位

胸部、腹部

意识控制

感受整个骨盆收紧，脊柱向后屈，大腿前侧和整个胸腹伸展

标准姿势

◎身体充分后屈

◎头顶和脚跟贴近

蝗虫式

难度指数 ★★★☆☆☆☆☆

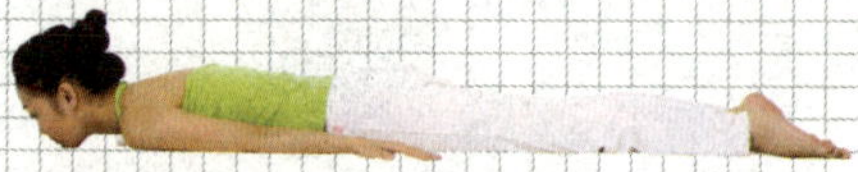

1 俯卧，双腿并拢伸直，脚掌向上，手掌向下，下巴触地，整个练习过程中下巴不要离开地板，闭上双眼，放松全身。

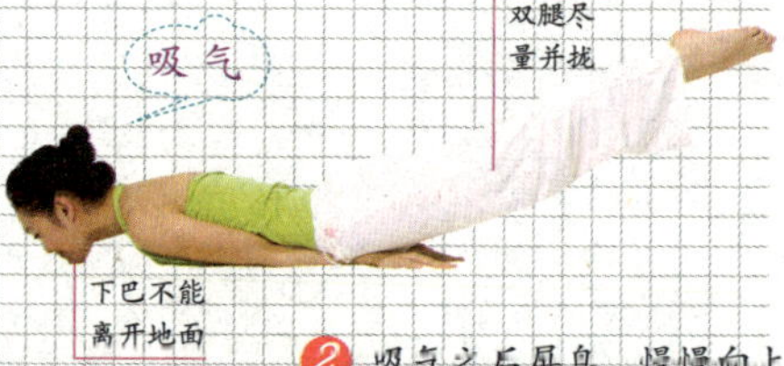

2 吸气之后屏息，慢慢向上抬起双腿，双腿尽量并拢，双手按压地板，使双腿尽可能地抬高，但不要过于用力，以感觉舒适为准。保持一会儿，然后呼气，慢慢放下双腿。

运动次数 6～8次

减肥部位

臀部、腰部

意识控制

感受腰部及臀部的紧张

标准姿势

◎腿要抬高

◎呼吸放松

狗伸展式

难度指数 ★★☆☆☆☆☆☆

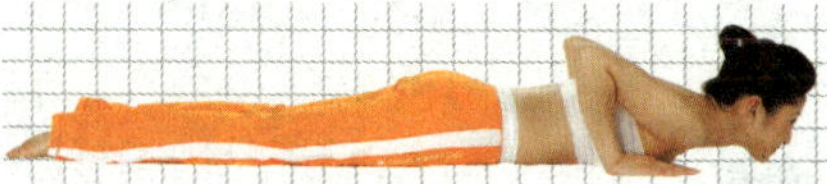

1 俯卧，双脚稍微分开，脚背贴地。双手平放在身体两侧，下巴点地，眼睛平视前方。然后手肘屈起，双手掌心向下平放在胸膛两侧的地板上，手指指向前方。

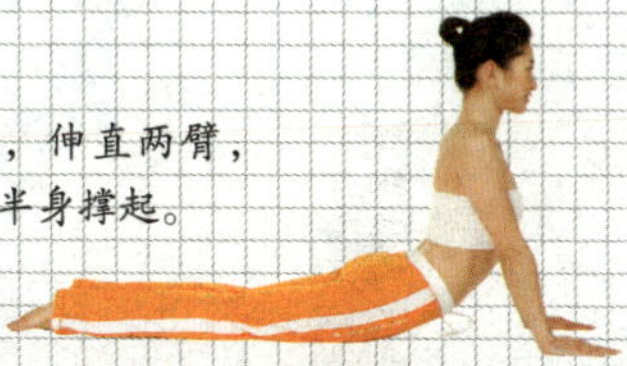

2 吸气，伸直两臂，将上半身撑起。

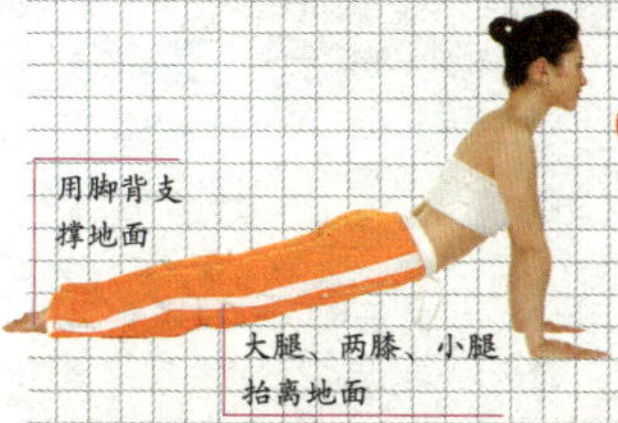

3 脚背撑住地面，大腿、两膝、小腿均抬离地面，全身重量落在双手和两脚的脚背上。

运动次数 1~2次

减肥部位

肩部、大腿

意识控制

感受腹部的收紧、脊柱的拉伸

标准姿势

◎用脚背撑住地面

◎大腿、两膝、小腿都要抬离地面

反船式

难度指数 ★★★★★☆☆☆

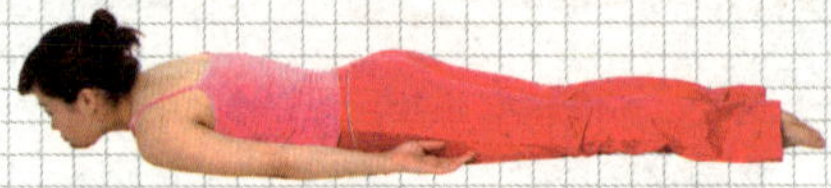

1 俯卧，双腿并拢。

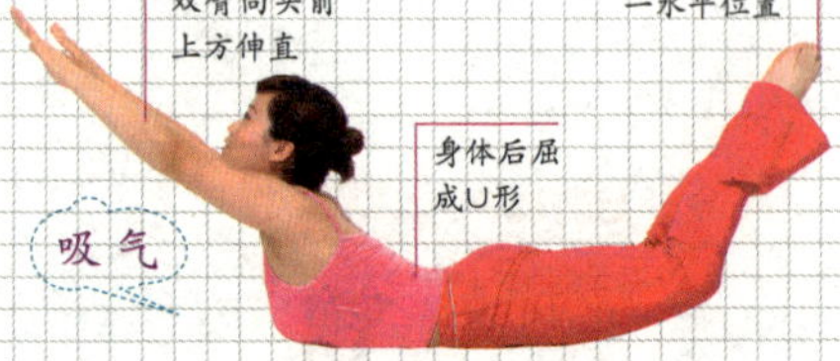

2 双臂向头前上方伸直，吸气，腰腹用力使胸部和双腿前侧离开地面，让手与脚在同一水平线上，使身体后屈成U形。保持一段时间。

运动次数
3～5次

减肥部位

背部、腰部

意识控制

体会腰、背部的紧张

标准姿势

◎最终体式保持手、脚高度相同

弓式

难度指数 ★★★★☆☆☆☆

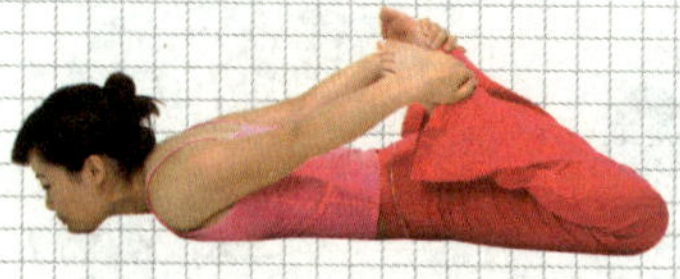

1 俯卧，屈膝，抬起小腿。双臂向后展，双手抓住双脚脚踝外侧。

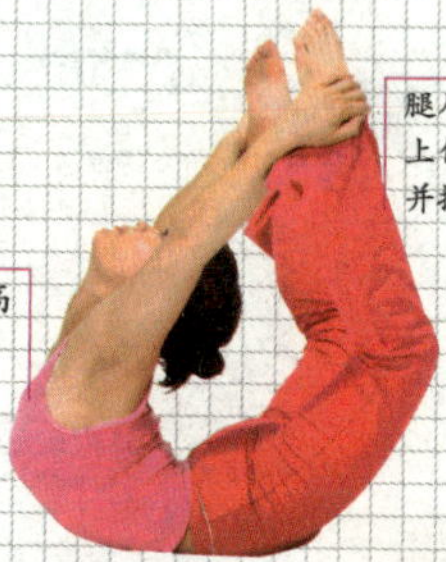

2 双腿向后、向上抬高，带起双膝、大腿及胸部。抬头，眼睛尽量向上看。先将双腿伸展到最大限度，再将两腿尽量并拢。保持一段时间，身体重新落地，放松。

运动次数 3～5次

减肥部位

背部、腹部

意识控制

感受腹部和地面的充分贴合

标准姿势

◎动作完成充分，背部收紧，身体尽量向上

◎不要用骨盆或肋骨部位着地

简弓式

难度指数 ★★★☆☆☆☆☆

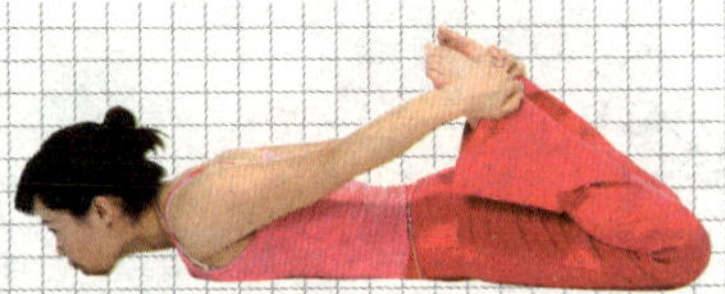

1 以弓式的起始体式开始，俯卧，双手握住脚踝，放松全身。

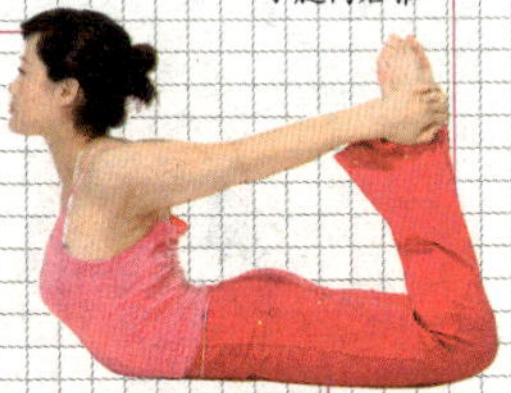

2 绷紧两腿，试将腿向后推，同时将头、胸举离地面，大腿切勿离地。保持该姿势一段时间，以感觉舒适为准，然后使头、胸慢慢回到地上；正常呼吸。

运动次数 6～8次

减肥部位

背部、手臂

意识控制

感受两髋和地面的充分贴合

标准姿势

◎动作完成充分，腿尽量向上伸展

◎背部收紧，身体尽量向上

◎用腹部着地

侧弓式

难度指数 ★★★★★☆☆☆

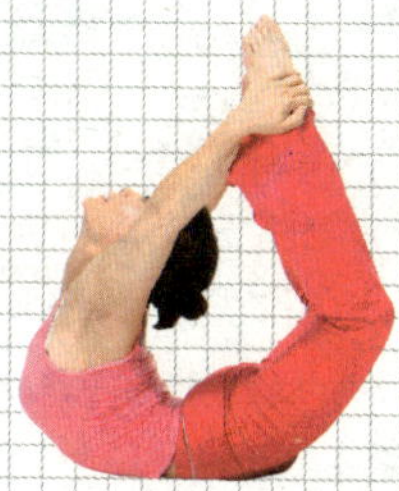

1 完成弓式。

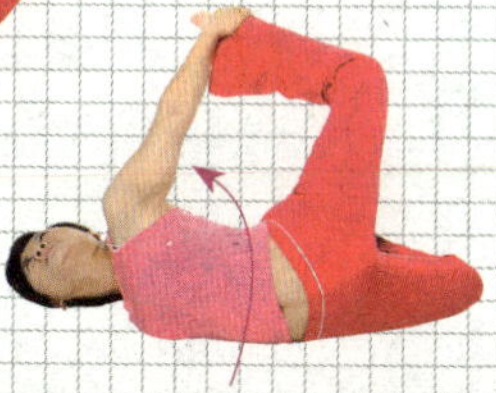

2 身体滚向右侧，用右侧肩、腰部和大腿触地，伸展腿部和胸部。

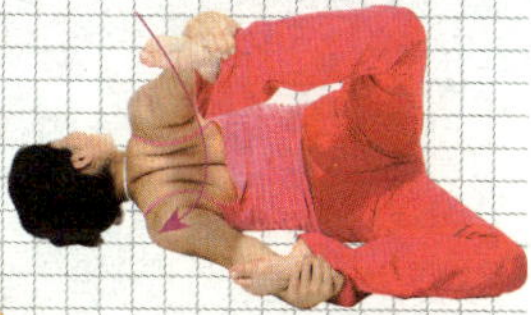

3 身体回到正中，再滚向左侧。两侧保持相同的时间。回到弓式，放开双腿，放松。

运动次数

6～8次

减肥部位

肩部、腹部

意识控制

双手抓紧脚踝，感受腹部受到的挤压

标准姿势

◎左右滚动充分

◎动作和呼吸充分配合

摇篮式

难度指数 ★★★★★☆☆☆

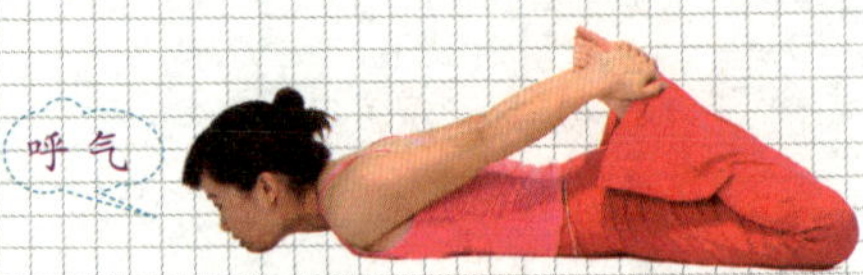

1 俯卧，呼气，弯起双腿，用右手抓住右脚踝，左手抓住左脚踝。

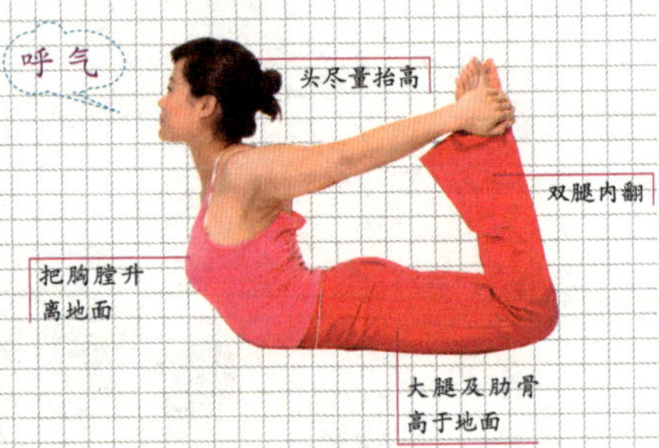

减肥部位

运动次数 3～5次

肩部、腹部

意识控制

体会腹部受到的挤压

标准姿势

◎身体前后摇摆时保持手臂伸直

2 呼气，双腿收起，把胸膛升离地面；两条大腿和肋骨高于地面，头尽量抬高。

3 保持身体的动作，以腹部为支点，让身体前后摇晃。向后摇时抬起胸部和头部，向前摇时抬起双腿。两臂伸直，持续约15秒，然后，把摇摆运动放慢，回复起始姿势。

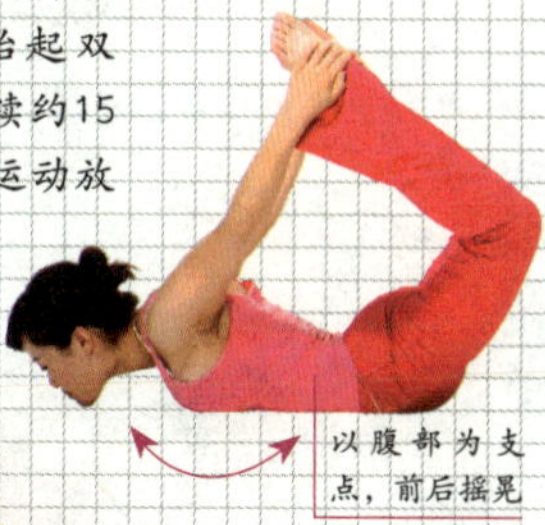

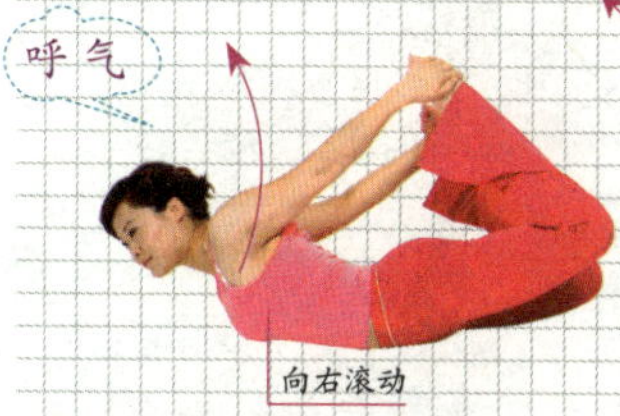

4 呼气，侧身向右方滚动。

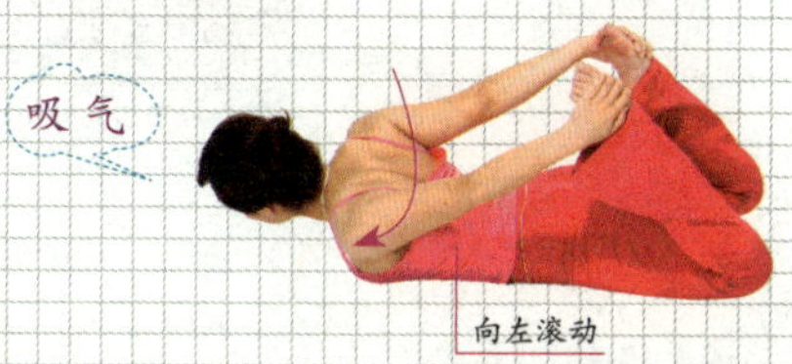

5 吸气，回复姿势；呼气，侧身向左滚动。继续做侧身左右滚动的动作，同时正常呼吸，动作之间停留的时间保持相等。然后吸气回复，放开双腿，休息。

蛙式

难度指数 ★★★★★★★★

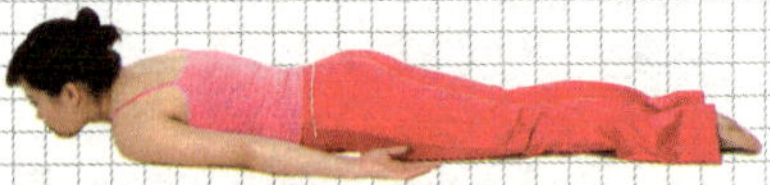

1 俯卧，双臂放在身体两侧，双腿并拢。

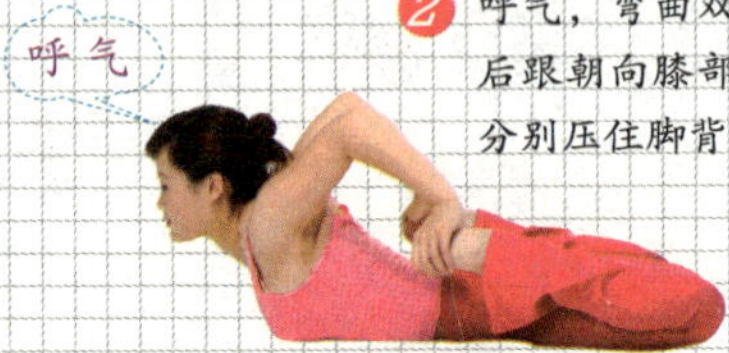

2 呼气，弯曲双腿，脚后跟朝向膝部，双手分别压住脚背。

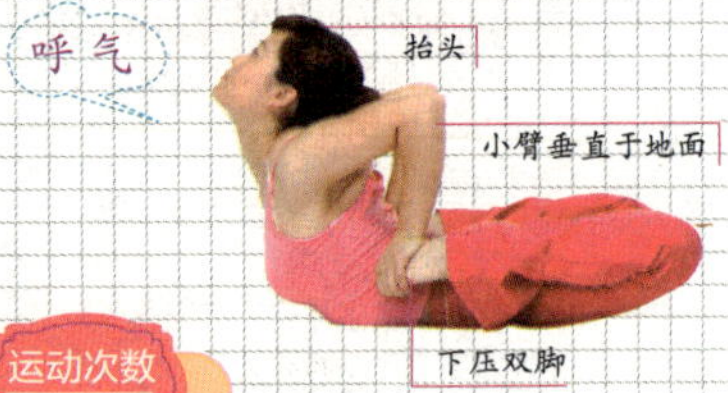

3 呼气，用手臂力量将双脚下压，使脚趾、脚后跟靠近地面，保持小臂垂直于地面。抬头看上方，保持一段时间。

运动次数 1～2次

减肥部位

手臂、大腿

意识控制

充分体会两膝和双脚的紧张

标准姿势

◎两肘向上

◎双脚掌贴近地面

脸颊敬畏式

难度指数 ★★★★★★★★★★

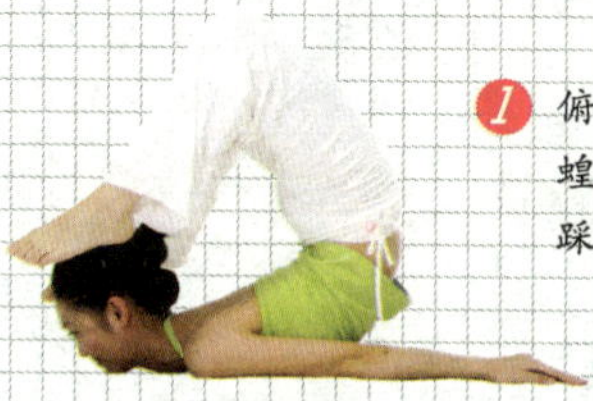

1 俯卧，完成反蝗虫式，脚掌踩在头顶。

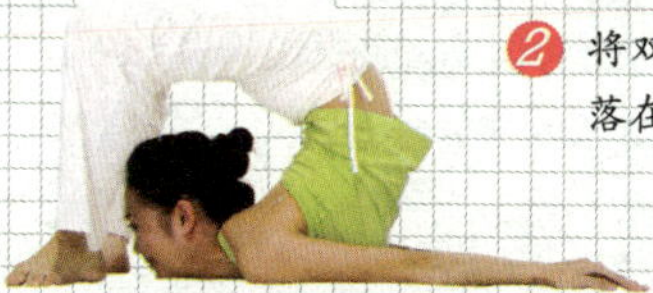

2 将双脚慢慢放落在头前。

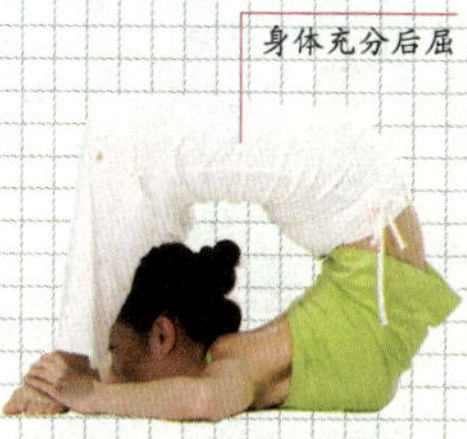

3 将双手放在头前并用双手握住双脚，将双脚贴近脸颊。

运动次数 1次

减肥部位

背部、腹部

意识控制

身体充分后屈，感受背部的挤压

标准姿势

◎身体后屈充分，胸腹部离地

反蝗虫式准备式

难度指数 ★★★☆☆☆☆☆

1 俯卧，双手臂贴在身体两侧，掌心向下。

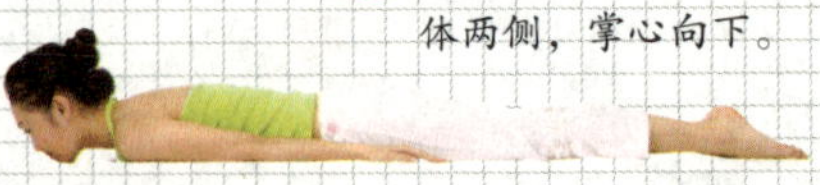

2 屈膝，髋关节内扣离地；向后、向上抬起左腿，膝关节伸展。屈右膝，右小腿离地，脚掌支撑在左大腿前侧。保持一段时间后，换身体另一侧练习。

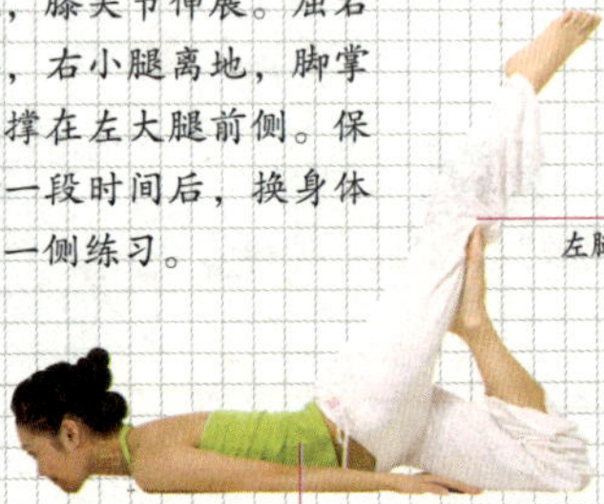

运动次数 1～2次

减肥部位

腰部、腹部

意识控制

感受向上伸展的腿保持伸直，臀部、腰部收紧，腰椎向后卷曲

标准姿势

◎向上伸展的腿应尽量抬高

◎髋关节避免向一侧倾斜

瑜伽减肥体位之

倒转姿势

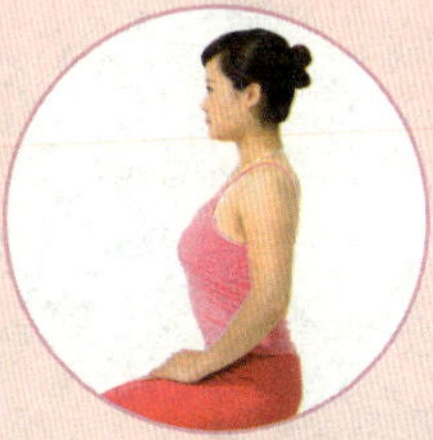

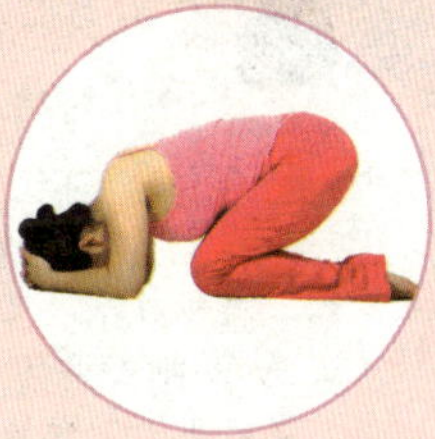

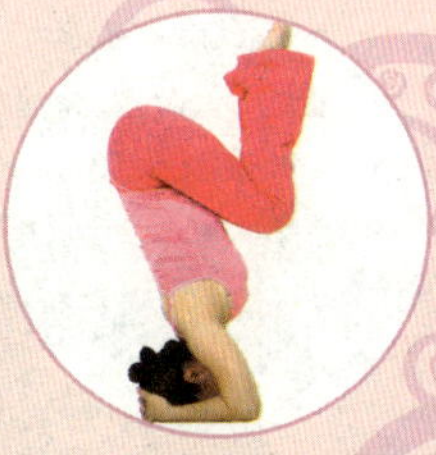

卧角式

难度指数 ★★★★☆☆☆☆

1 仰卧，吸气，慢慢把并拢的双腿举起，使之与地面垂直，膝盖绷紧。

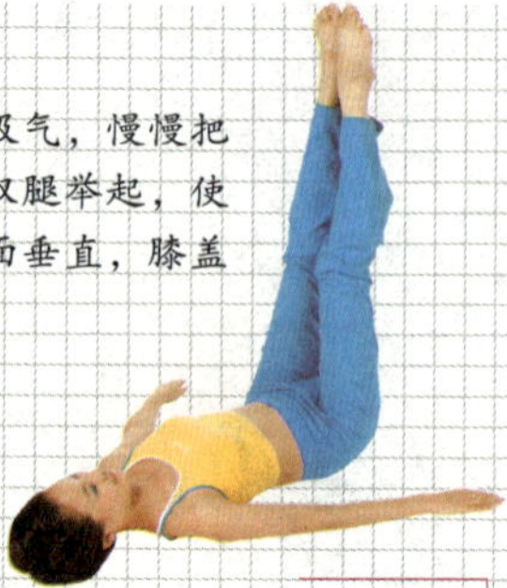

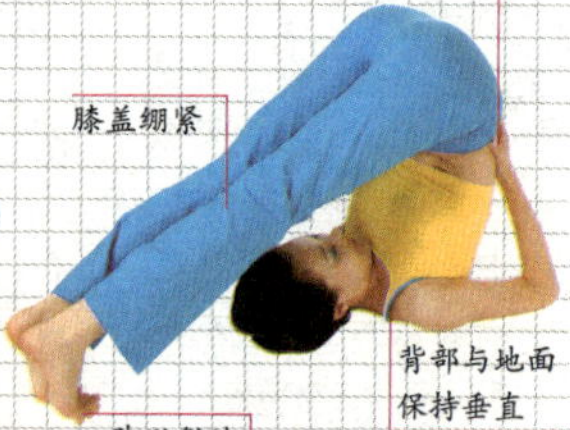

运动次数 3~5次

减肥部位

背部、腹部

意识控制

将意识集中到背部的收紧及腹部的收缩上

标准姿势

◎背部保持挺直

◎双手扶住腰部，稳定身体的重心

2 呼气，腰部用力，使双腿向头部上方移动，直到两脚脚趾触地为止。膝盖绷紧，背部与地面保持垂直，双手扶住腰部，稳定身体重心。

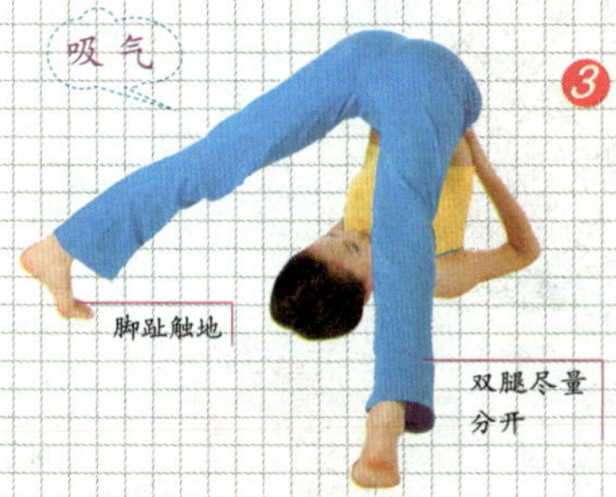

③ 吸气，两腿尽量分开。

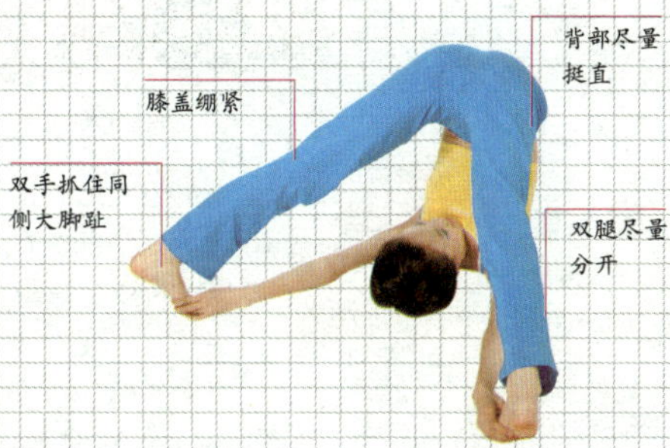

④ 右手抓住右脚大脚趾，左手抓住左脚大脚趾，背部尽量挺直。正常地呼吸，保持该姿势20秒或更长久，然后仰卧放松。

侧犁式

难度指数 ★★★★☆☆☆☆

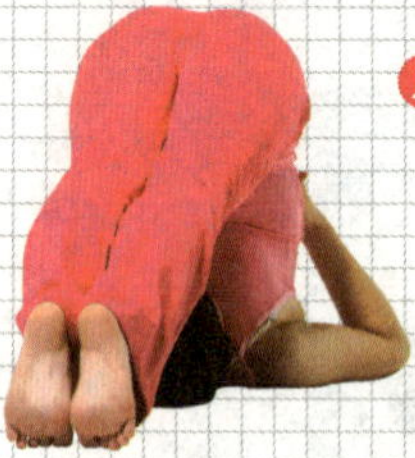

1 仰卧，完成犁式，把两掌放在背部的中间位置。

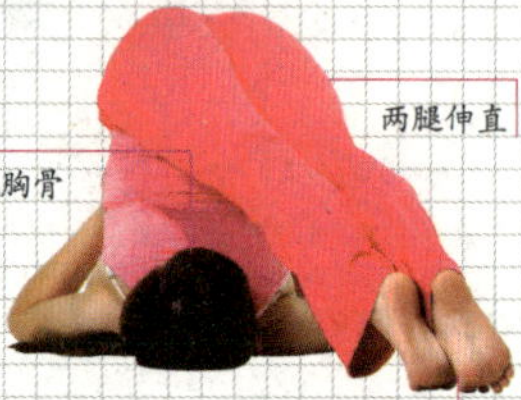

2 尽可能地把两腿向右方转动。伸直两腿，正常呼吸，保持一段时间。呼气，保持胸膛和两肩静止不动，尽量把双腿转向左方；伸直两腿，保持一段时间之后还原到犁式。

运动次数
3～5次

减肥部位

臀部、腹部

意识控制

感受身体倒转时甲状腺处受到的挤压，感受腹部受到的挤压

标准姿势

◎倒转时双腿伸直，脚尖着地

◎下巴抵胸骨

头倒立式

难度指数 ★★★★★★★☆

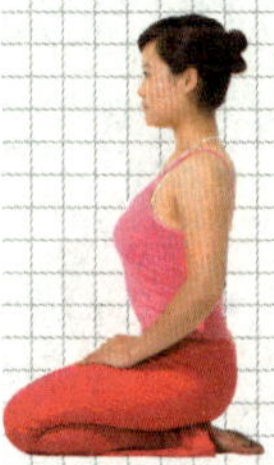

❶ 雷电坐准备。

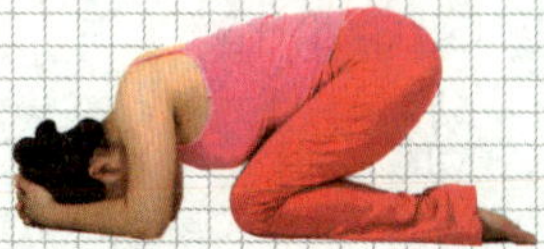

❷ 向前弯曲上身，双手十指交叉，小臂支在地面上，两肘间距离与肩同宽或略小于肩距，肘关节正好在膝盖前方，头部发际处放在地上，交叉的双手扣在头顶上。

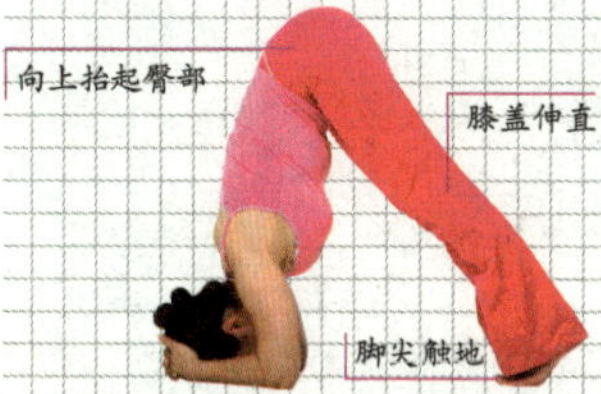

❸ 向上抬起臀部，绷紧膝盖，双腿挺直。慢慢向前移动双脚，头部与地面垂直。

减肥部位

运动次数 1～2次

手臂、大腿

意识控制

内心松弛，关注呼吸

标准姿势

◎动作稳定，身体平衡

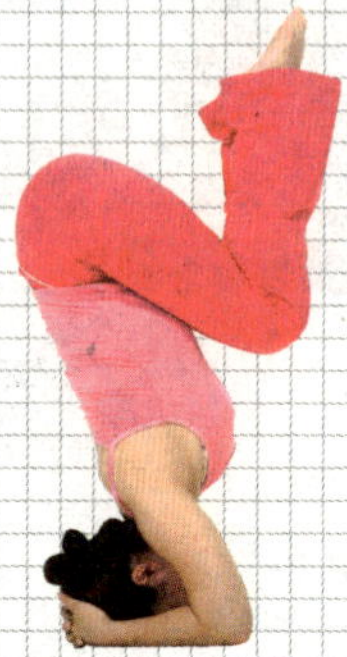

4 把身体的重心移到头和小臂上，保持好平衡后，双脚慢慢离地。慢慢弯曲双膝，向内收腿，脚靠近臀部，膝盖朝下。保持此姿势的同时，要掌握好身体的平衡。

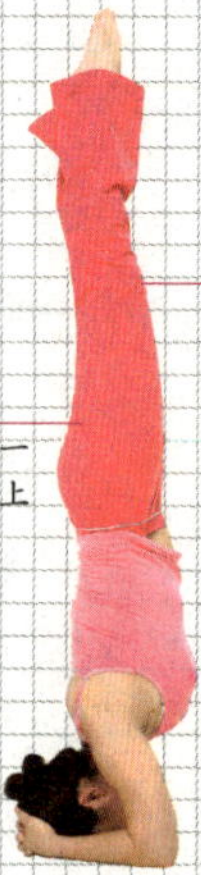

5 慢慢伸直双腿，身体应在一条直线上，脚放松。这是最终体式。然后慢慢把双脚放下，回到准备姿势。

头倒立双腿90°式

难度指数 ★★★★★★★☆

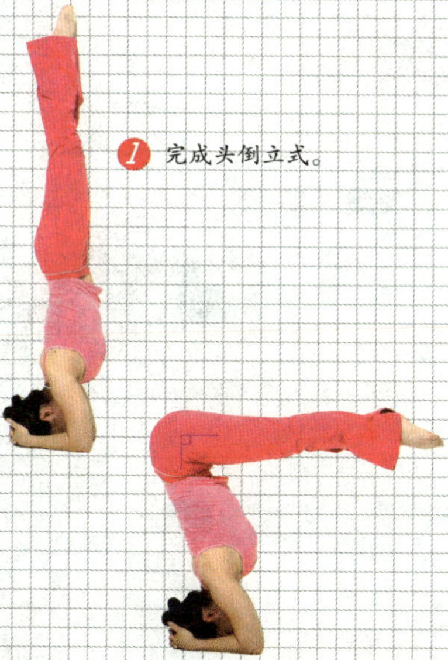

1 完成头倒立式。

2 意识集中，保持身体平稳。慢慢向下放落双腿，使腿与身体成90°。保持一段时间，双腿慢慢放落，逐渐还原。

运动次数 1～2次

减肥部位

腹部

意识控制

内心松弛，关注呼吸

标准姿势

◎动作稳定，身体平衡

八字扭转式

难度指数 ★★★★★★★★

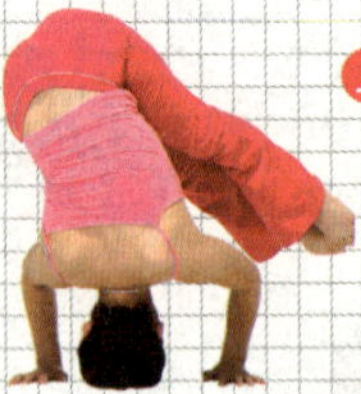

1 完成头倒立式。缓慢地放低双腿，在双腿与地面平行以后，躯干向左扭转。

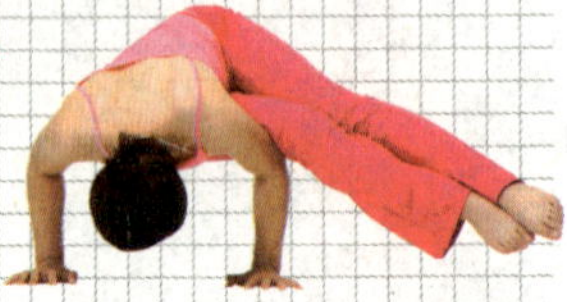

2 双腿转向左侧并逐渐贴在左大臂上，双腿尽量始终保持和地面的平行。双手按压地面，头逐渐离开地面。

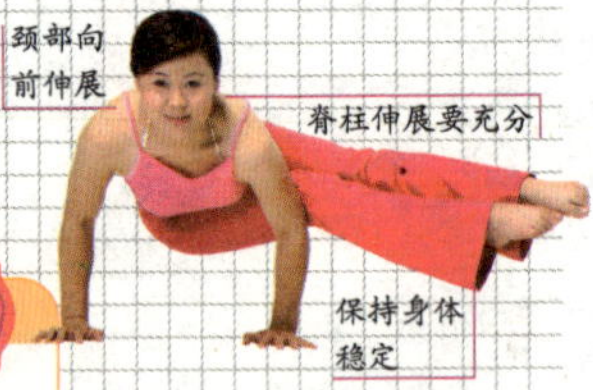

3 颈部向前伸展，眼睛看前方，保持一段时间。稍屈膝，头顶再次触地，回到头倒立变化式。换另一侧身体练习。

运动次数
3～5次

减肥部位

手臂、腰部

意识控制

控制全身的稳定，感受躯干充分扭转，双手用力按压地面保持平衡

标准姿势

◎整个过程身体稳定
◎脊柱扭转要充分

倒箭式

难度指数 ★★★★★☆☆☆

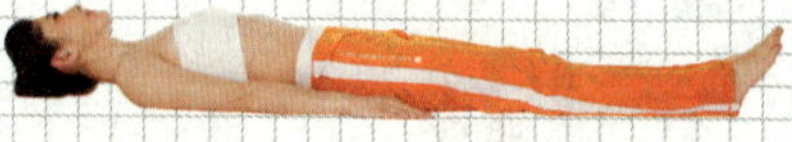

1 平躺在地上，双腿并拢伸直，脚趾放松。双臂平放在身体两旁，掌心朝下。

2 吸气，凝聚腰腹力量；呼气，收紧腹部，慢慢把双脚上举与地面垂直。

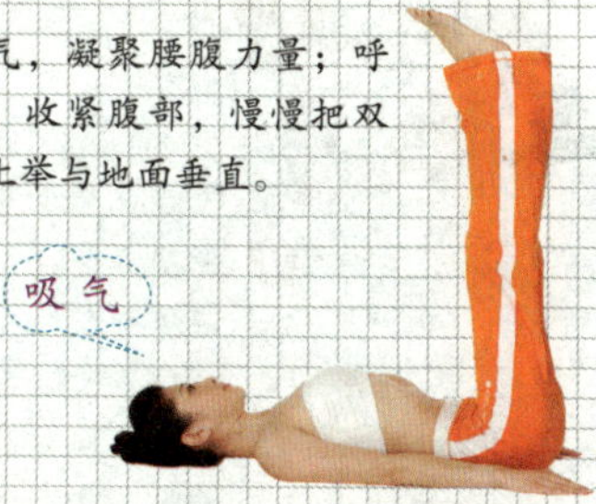

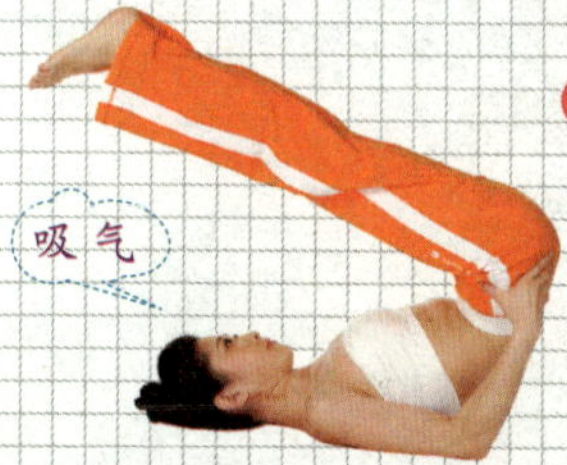

3 吸气，凝聚腰腹力量，升起上身躯干，同时两肘稳靠地面，两手放在两髋处以支撑身体。

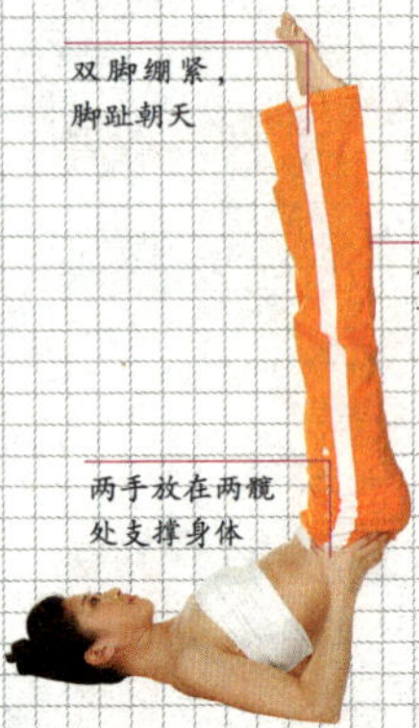

4 调整姿势，上身躯干应保持与地面大约成45°，双腿伸直，尽量与地面垂直。双脚绷紧，脚趾朝天，保持这个姿势，放松，自然呼吸。

运动次数
3～5次

减肥部位

腹部

意识控制

控制全身的稳定，双肘支撑地面保持平衡

标准姿势

◎双脚绷紧，脚趾朝天

◎双腿伸直，与地面垂直

半头倒立式

难度指数 ★★★★★★☆☆

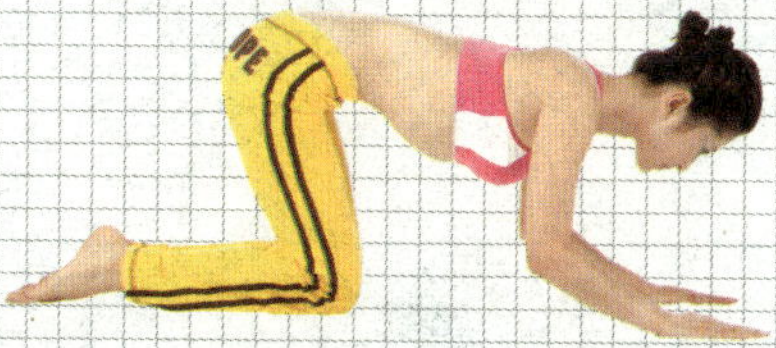

1 跪在地面上。上身前屈，双手触地，脚背贴地，背部与地面平行。呈爬行动作。

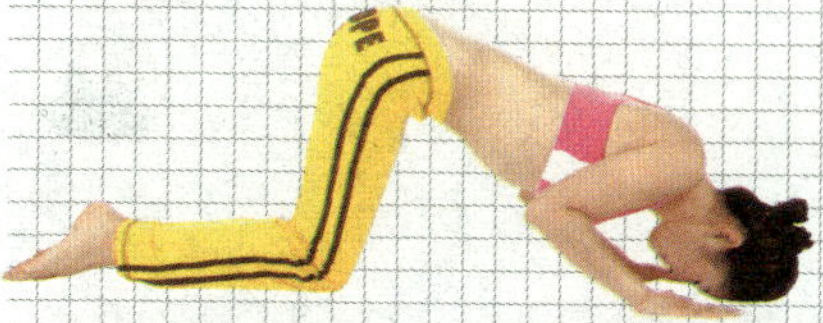

2 额头触地，双手放在头部两侧，手心贴地。

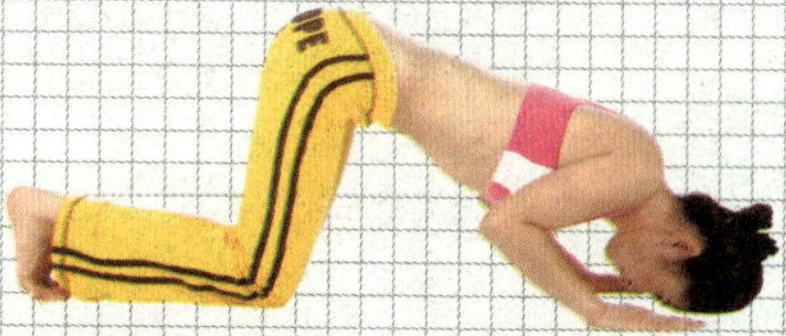

3 保持原有姿势不变，把脚掌竖起，脚尖点地。

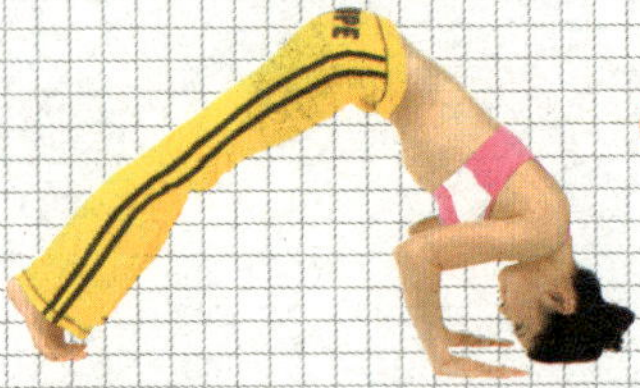

4 脚尖用力蹬地，臀部上抬，双腿伸直。

5 双手放于背后，十指相扣。

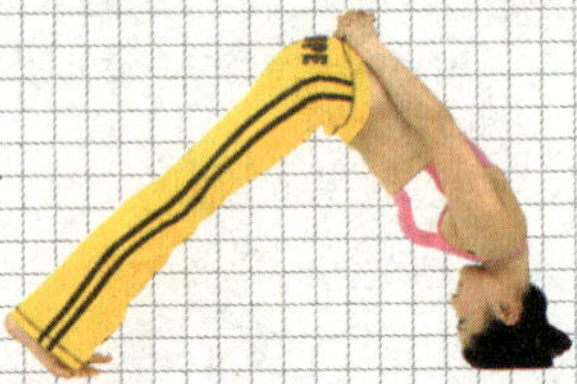

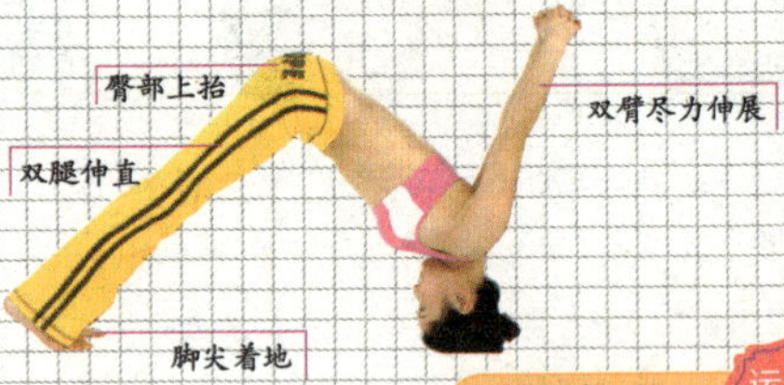

6 双臂在背后尽力伸展，自然呼吸数秒后，回复起始姿势，充分放松。

运动次数
2~3次

减肥部位

背部、臀部

意识控制

内心松弛，关注呼吸，平衡

标准姿势

◎动作稳定，身体平衡

瑜伽减肥体位之跪姿

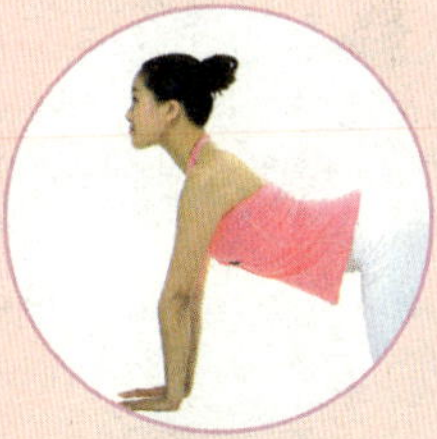

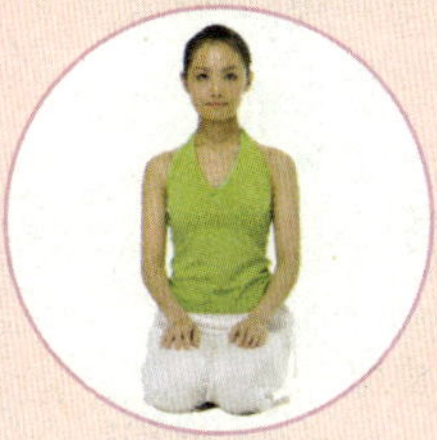

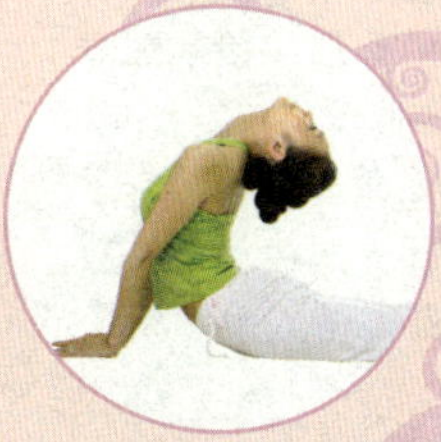

虎式

难度指数 ★★☆☆☆☆☆☆

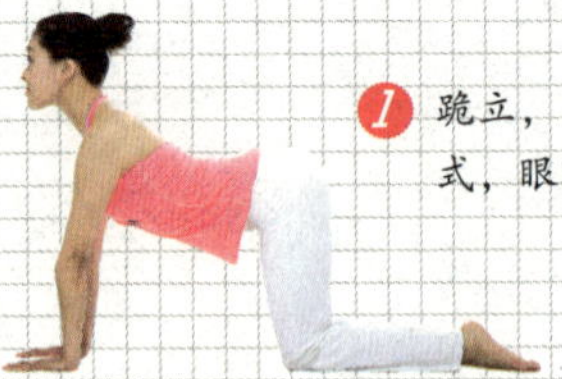

1 跪立，变为猫伸展式，眼睛向前看。

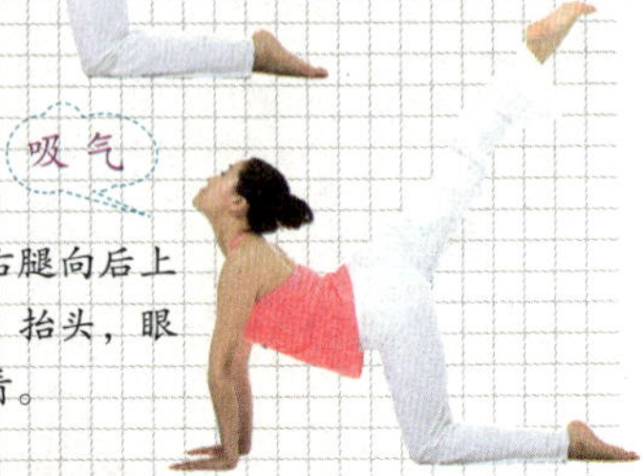

2 吸气，右腿向后上方伸展，抬头，眼睛向上看。

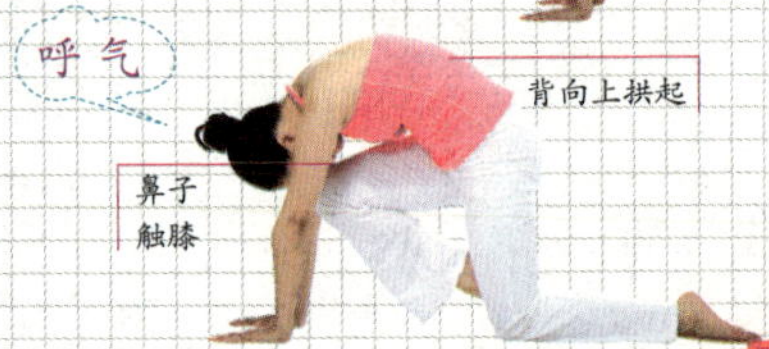

3 呼气，右腿屈膝，膝盖向前上方抬起，眼睛向下看，背向上拱起，鼻子触膝；之后换身体另一侧练习，各做4~6次。

运动次数 6~8次

减肥部位

腹部、臀部

意识控制

充分感受腹部的收缩、背部的伸展，抬起腿时臀部的收缩

标准姿势

◎身体缩起成弓形，膝盖碰鼻尖

骆驼式

难度指数 ★★★★☆☆☆☆

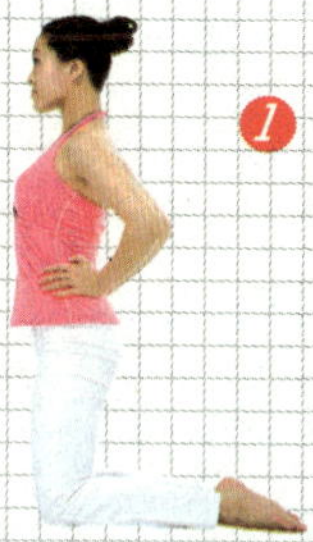

1 跪立在地面上，双脚、双膝分开与肩同宽，大腿及上身躯干与地面垂直，双手放在腰部。

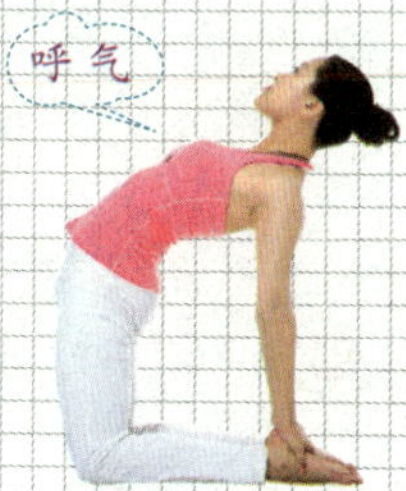

2 呼气，髋关节向前推出，上身后屈，双手向后依次抓住两脚跟。

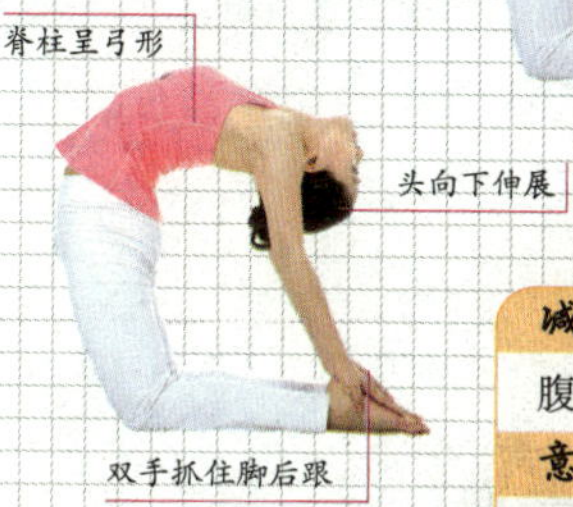

3 头向后伸展，上体重心移到两臂上，脊柱继续向后屈成弓形。吸气，起身，呼气回跪坐姿势，放松。

运动次数 3～5次

减肥部位

腹部、背部、臀部

意识控制

充分感受背部、臀部的收缩及腹部的充分拉伸

标准姿势

◎双手可以抓到脚跟

◎身体后屈成弓形

鸽子式

难度指数 ★★★★★★★★★

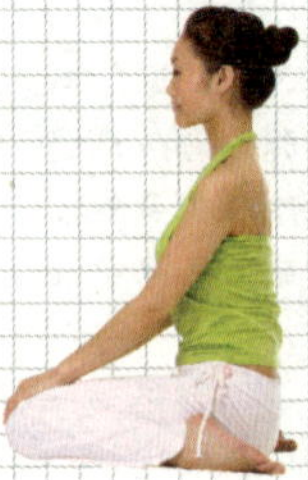

1 完成英雄坐。

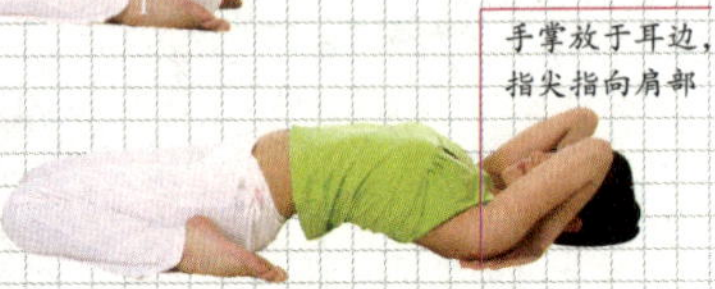

2 身体后仰躺在地上，双臂伸展过头，弯曲双肘，把手掌放在双耳边，指尖指向肩部。

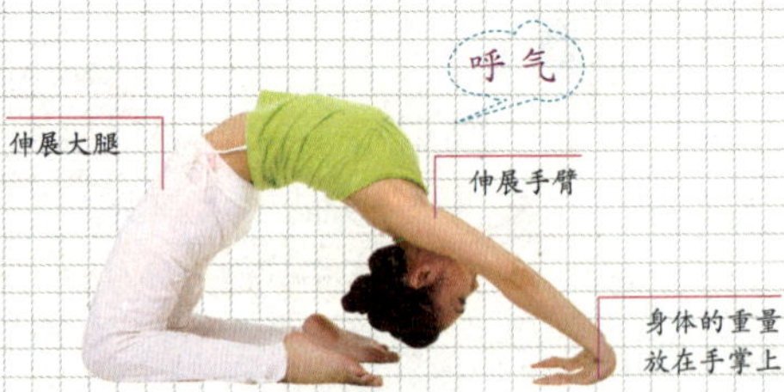

3 把身体的重心移到手掌上，呼气。伸展手臂，伸展大腿，从膝部开始抬起整个身体，然后两膝并拢。

4 收缩臀部，伸展整个脊柱，弯曲双肘，抓住脚趾。

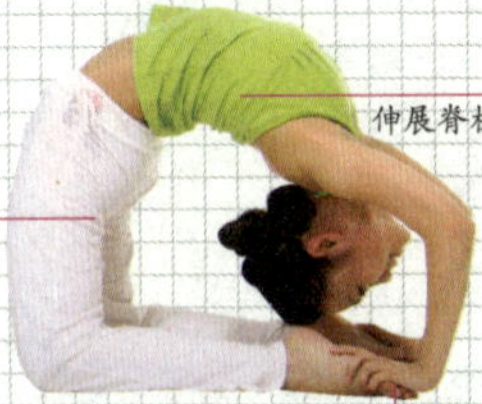

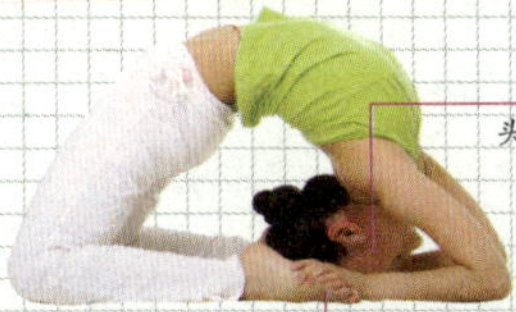

5 双肘放在地面上。完成几次呼吸，绷紧大腿肌肉使骨盆区域抬起。逐渐把双手贴近双脚脚后跟，头移向双脚，用双手抓住双脚。头顶抵住脚底。保持这个体式数秒。依个人能力逐渐增加保持体式的时间，直到1分钟。

运动次数
1～2次

减肥部位

背部、臀部

意识控制

感受整个骨盆收紧，脊柱向后屈，大腿前侧和整个胸腹伸展

标准姿势

◎身体充分后屈

◎身体向前时保持端正，避免侧倾

云雀式

难度指数 ★★☆☆☆☆☆☆

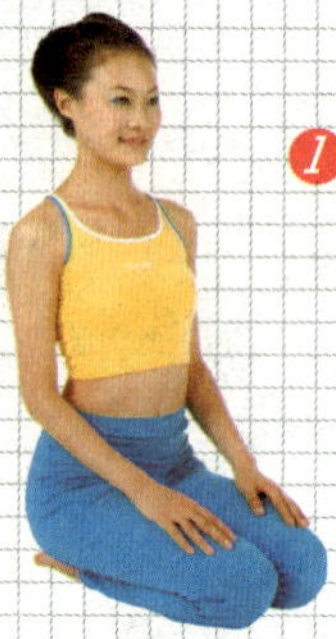

1 跪坐，臀部坐在脚跟上，双手自然地放在两大腿上，腰背挺直，目视前方。

2 右腿向正后方伸展，膝盖以下贴地，脚心向上，把髋部摆正，边吸气边把上身挺直，双臂向前伸直，与地面平行。

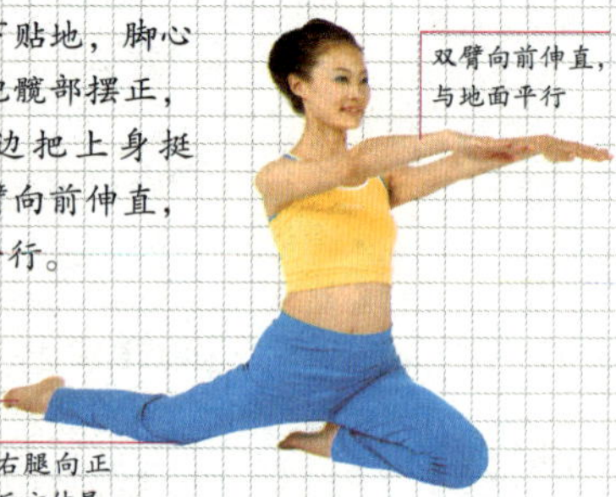

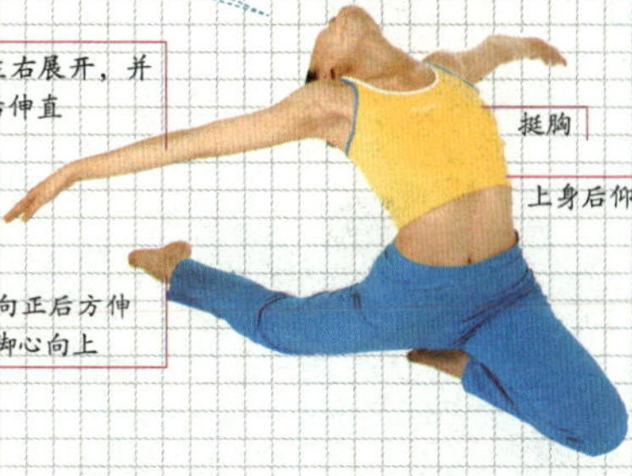

3 呼气，把双臂向左右展开，上身后仰，同时把手臂再向后方伸直，挺胸。保持该动作30～40秒。变换左右腿轮流进行。

运动次数
6～8次

减肥部位

颈部、背部

意识控制

充分感受脊椎的伸展

标准姿势

◎右腿向正后方伸展

◎上身向后仰，手再向后方伸直

蛇击式

难度指数 ★★★★☆☆☆☆

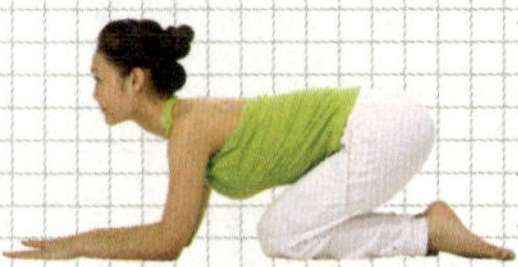

1 跪坐在地面上，身体前倾，两臂分开同肩宽并与双肩垂直，两肘触地，掌心贴地，手指伸直指向前。

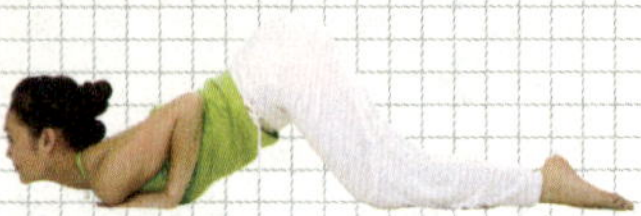

2 一面保持胸部高于地面，一面吸气并将胸部尽量向前移动。

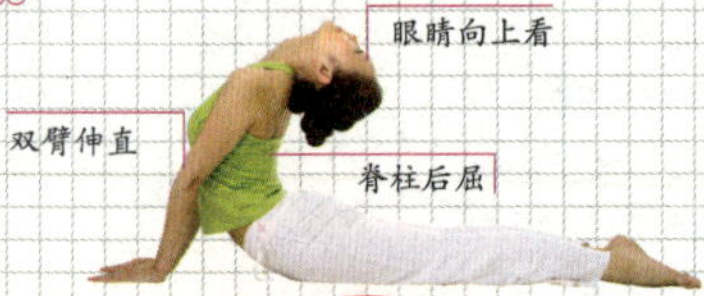

运动次数 1～2次

减肥部位

颈部、肩部

意识控制

意识集中在后屈肘时脊柱的收缩上，同时体会双臂的紧张

标准姿势

◎动作流畅
◎脊柱后屈

3 当胸部再也不能向前移动的时候，吸气并伸直两臂，放低腹部直到两大腿接触地，将胸部向前向上挺起，两眼向上方看。保持这个姿势。之后，回复。

下犬式

难度指数 ★★★☆☆☆☆☆

1 双腿并拢跪立，身体前倾使双手撑地，手指伸直指向前方，大腿与小腿垂直，脚趾触地。

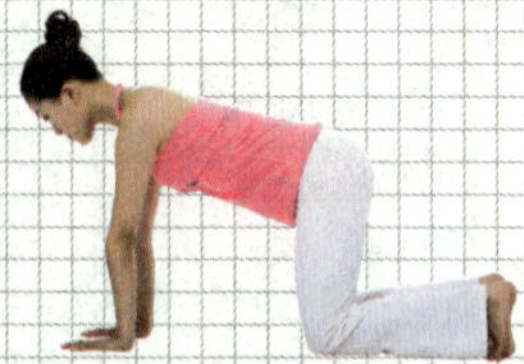

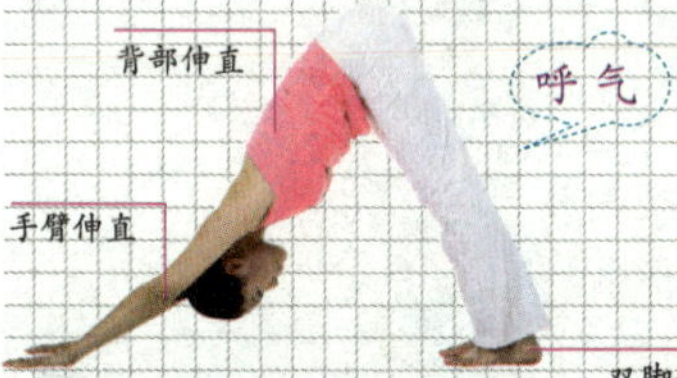

2 呼气，身体从地面抬起。手臂伸直，头部朝着脚的方向移动，注意头部不要触地。手臂伸直，伸展背部。腿部绷直，膝盖不要弯曲，脚后跟下压，脚后跟和脚底都应完全放在地面上，双脚并拢，脚趾朝向前方。保持这个体式，深长呼吸。然后躯干前伸，放低身体，回到地面上。

运动次数 6~8次

减肥部位

肩部、臀部

意识控制

感受跟腱的拉伸，双肩的扩展

标准姿势

◎脚跟着地

◎双膝伸直

◎肩、背、头、手臂呈直线型

鸟王式变式

难度指数 ★★★☆☆☆☆☆

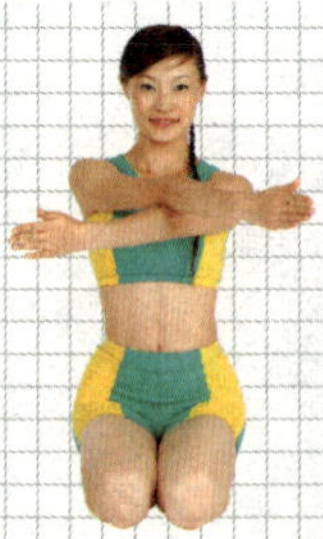

1 跪坐，臀部坐在脚跟上，手臂交叉平举，与地面平行，掌心相对，右手肘放在左手肘上。

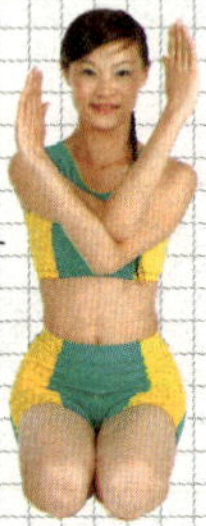

2 双手小臂同时向上举起。

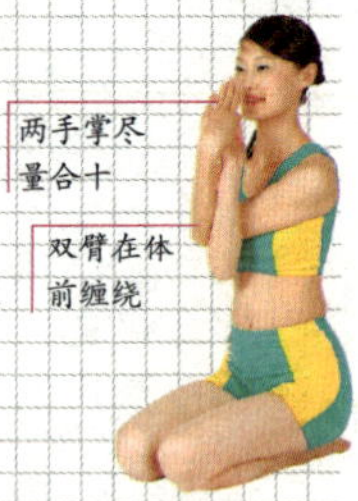

3 双臂在体前缠绕，两手掌尽量合十。深呼吸，保持5~8个呼吸，回到起始动作，交换两手臂位置，重复上述动作。

运动次数 6~8次

减肥部位

手臂

意识控制

充分感受手臂的扩展和拉伸

标准姿势

◎双手手掌交叠并握在一起

单腿鸽王第一式准备式

难度指数 ★★★★★☆☆☆

运动次数 3～5次

减肥部位

颈部、胸部

意识控制

感受胸部向前推出，向后伸展的一侧大腿前部充分拉伸

标准姿势

◎胸部充分前推

◎身体向前时保持端正，避免侧倾

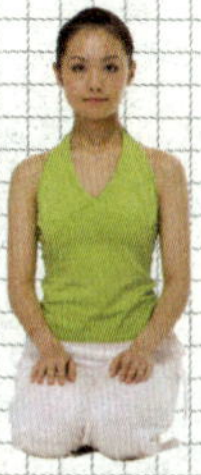

1 取跪姿。

2 上体向左转，使左脚脚后跟贴右侧腹股沟。左膝保持贴在地面上。右腿向后完全放在地面上并伸直，右大腿前部、膝盖、胫骨和右脚脚趾上部贴在地面上。把手放在腰上。

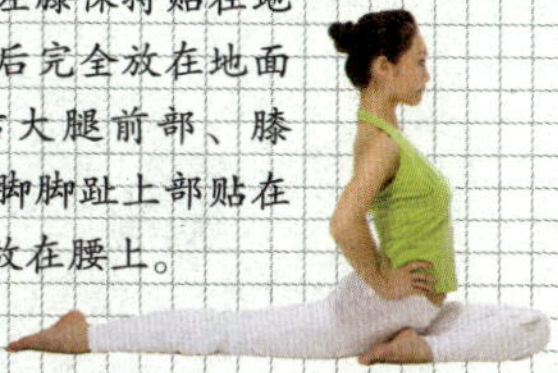

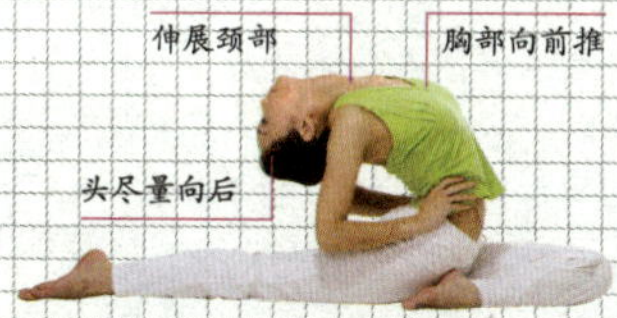

3 胸部向前推，伸展颈部，把头尽可能地向后，保持一段时间。

单腿鸽王第一式

难度指数 ★★★★★★★★★

1 跪在地面上，左腿前跨一步，左膝弯曲，左脚脚底平放在地面上，双臂支撑上身，手掌分别放在左脚两侧。左腿胫骨大致与地面垂直。目视前方。

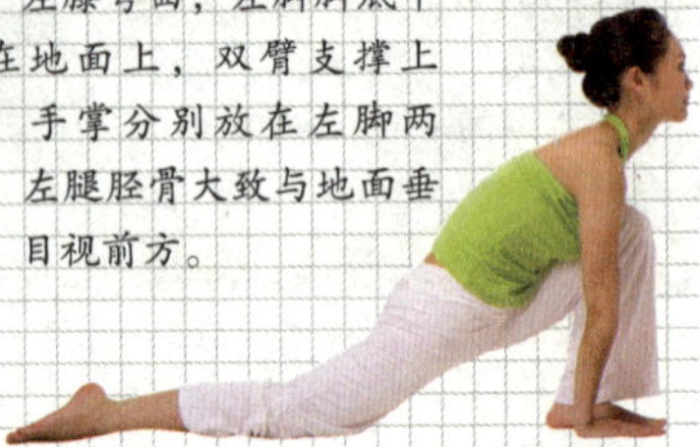

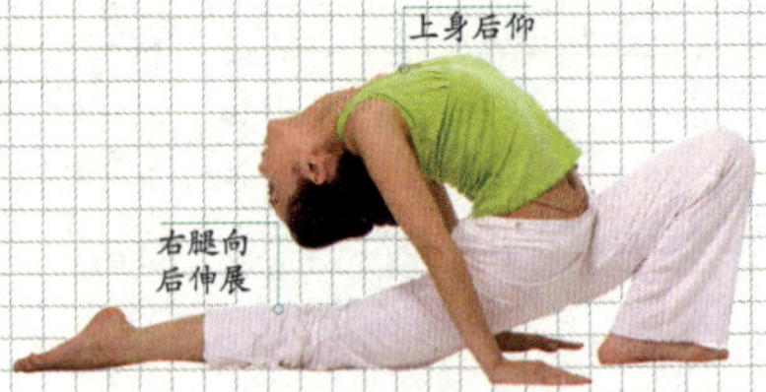

2 继续屈左腿，使小腿后侧与大腿后侧紧贴，右腿尽量向后伸展，使右腿前侧与地面紧贴。上身后仰，双臂适当后移，维持身体平衡。

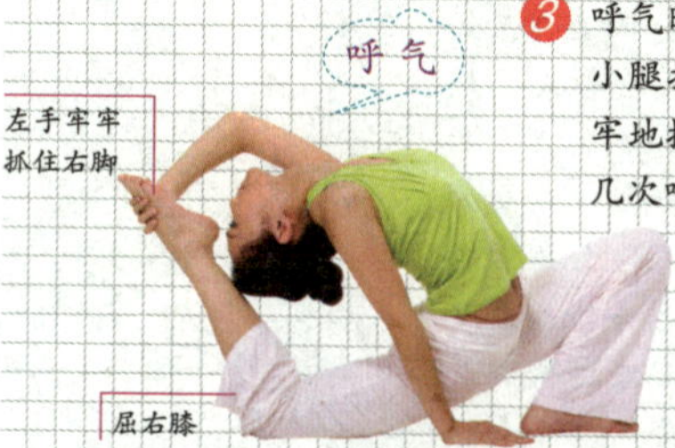

3 呼气时，屈右膝，将小腿抬高，用左手牢牢地抓住右脚。配合几次呼吸。

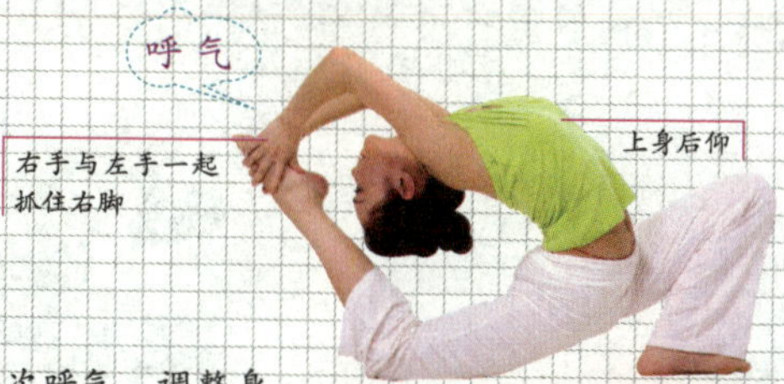

4 再次呼气，调整身体平衡，与左手一同抓住右脚。该动作保持数秒，另一侧重复这个练习。

运动次数
1～2次

减肥部位

胸部、大腿

意识控制

感受胸部向前推出，向后伸展的一侧大腿前部充分拉伸

标准姿势

◎胸部充分前推

◎身体向前时保持端正，避免侧倾

单腿鸽王第二式

难度指数 ★★★★★★★★

1 完成单腿鸽王第一式准备式。把双手放在前方的地面上，弯曲右膝，向上抬右脚贴近头部。右腿从膝盖到脚踝与地面保持垂直，绷紧右大腿肌肉。呼气时，左臂举过头顶，用左手抓住右脚，配合几次呼吸。

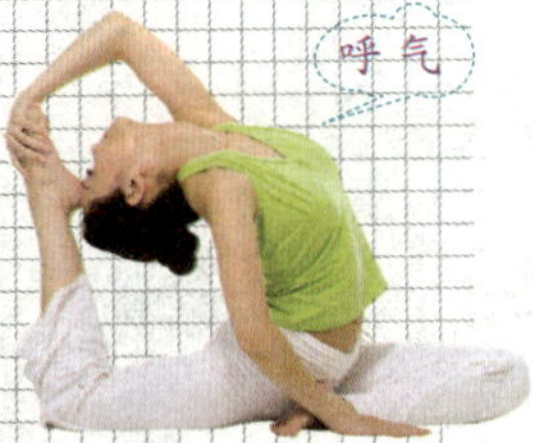

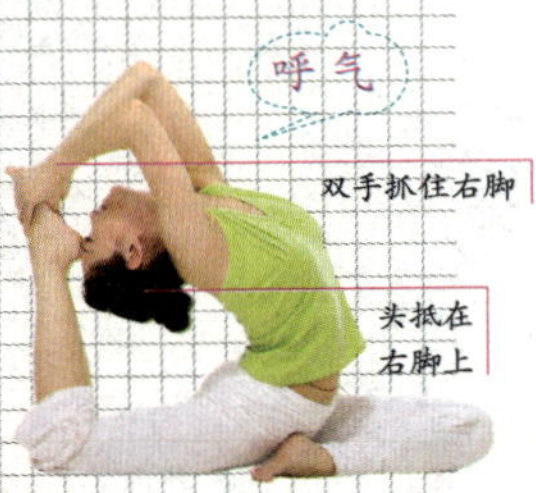

2 呼气，双手抓住右脚，把头抵在右脚上。在身体另一侧重复这个练习，保持同样的时间。

减肥部位

运动次数 1～2次

胸部、大腿

意识控制

感受胸腔向前推出，向后伸展的一侧大腿前部充分拉伸，手臂向后伸展拉伸腋窝

标准姿势

◎身体充分后屈，胸腔充分前推

门闩式

难度指数 ★★★★☆☆☆☆

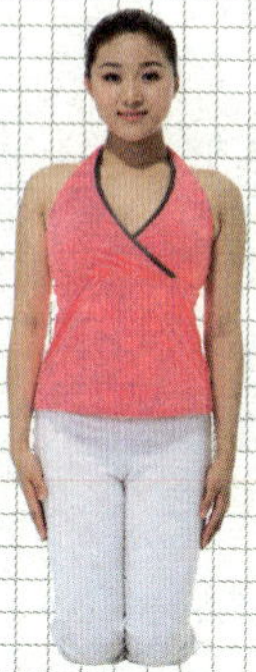

1 跪立在地面上，双膝并拢，脚踝相靠，双臂自然垂直于身体两侧。

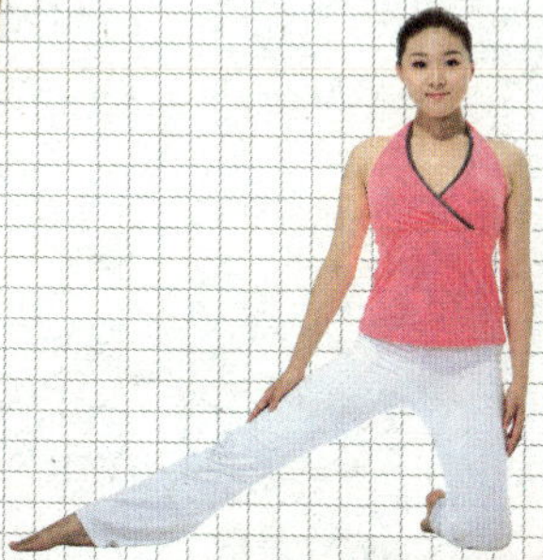

2 右腿向右侧伸展，伸出的右腿与躯干和左膝保持在一个平面内。右脚趾指向右侧，保持右腿绷直。

运动次数 1～2次

减肥部位

腰部、大腿

意识控制

充分感受髋至手臂外侧的拉伸，侧腹部的挤压

标准姿势

◎耳朵贴近手臂

◎动作保持过程中，髋、肩部朝向正前方

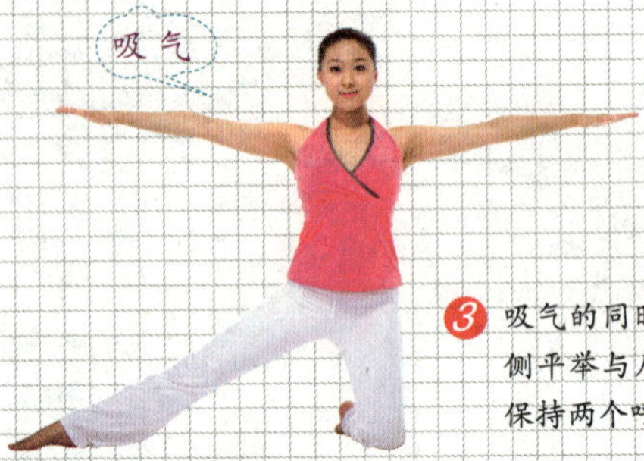

3 吸气的同时，双臂侧平举与肩持平。保持两个呼吸。

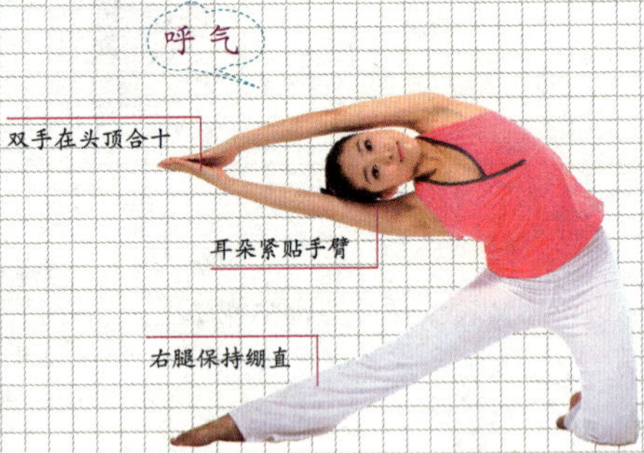

4 呼气，躯干和右臂向下朝右腿方向移动。右手手心向上，右耳紧贴右上臂，左手手臂经头上移向右，并与右手掌合十，左上臂贴近左耳，保持头在两臂中间。保持这个体式正常地呼吸。吸气，回复，换身体另一侧重复上述动作。

小雷电式

难度指数 ★★★★★★★★★

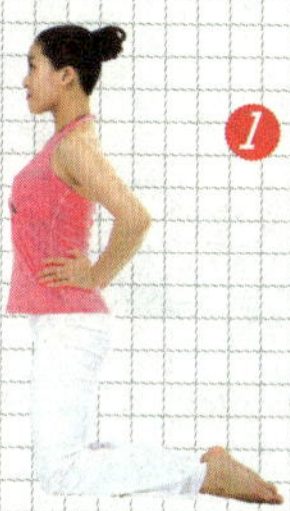

1 跪立在地面上，双脚、双膝分开与肩同宽，脚背贴地，大腿及上身躯干与地面垂直。

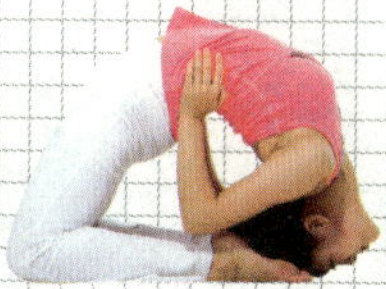

2 呼气，髋关节向前推出，双手扶在后腰部，指尖向前，脊柱向后屈呈弓形，头向后伸展；上体重心在腰部上。

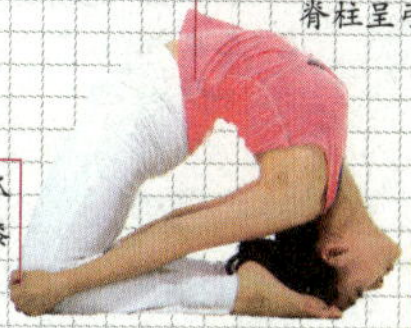

3 继续后屈，直到头顶顶住脚掌，双手从两侧向下抓住两膝。吸气，起身，呼气，回复到跪坐姿势，放松。

运动次数 1～2次

减肥部位

腹部、肩部

意识控制

充分感受背部、臀部的收缩，腹部充分拉抻

标准姿势

◎头顶可以碰脚掌

叩首式

难度指数 ★★★☆☆☆☆☆

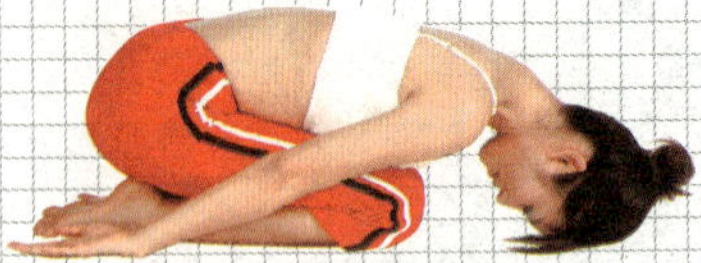

1 跪坐，臀部放在两脚脚跟上，脊柱伸直，上身向前弯曲，前额贴地。两手放在脚掌两侧，手心向上。

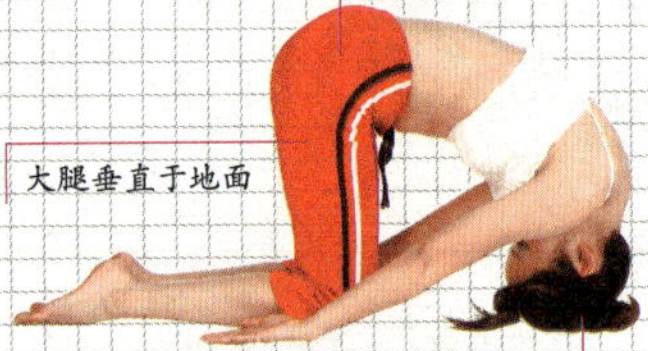

2 抬起臀部，带动大腿向上伸，直到大腿垂直于地面，双手随之移动到膝盖两旁，头顶落地，下巴往胸前收。

运动次数 6~8次

减肥部位

背部、大腿

意识控制

充分感受脊柱的伸展和压缩

标准姿势

◎抬起臀部，大腿与地面垂直

瑜伽减肥体位之蹲姿

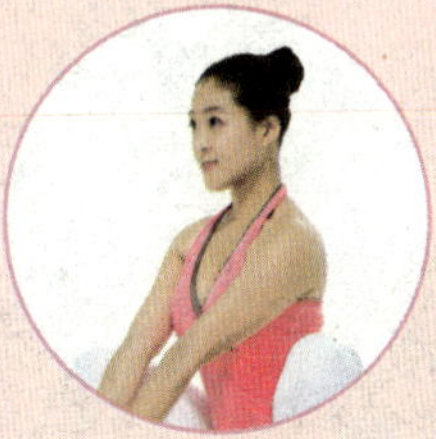

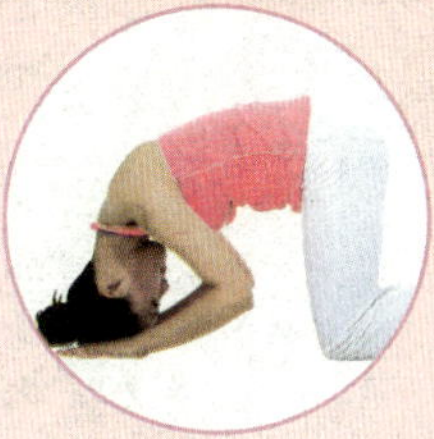

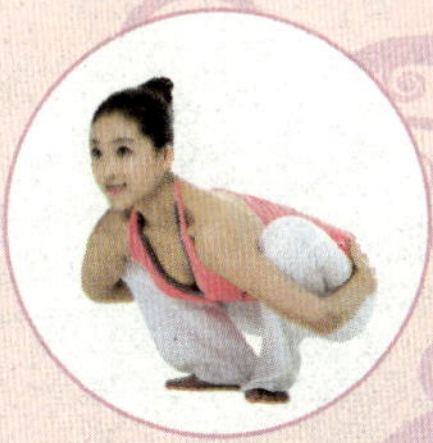

敬礼式

难度指数 ★★☆☆☆☆☆☆

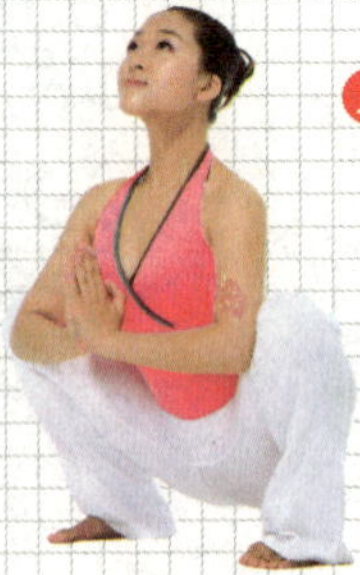

❶ 蹲坐，两脚分开平放；双手合掌，双肘推双膝内侧向外；吸气，向后伸展颈椎，眼向上看。

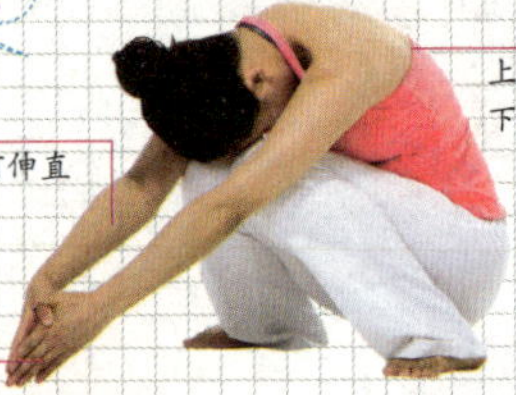

❷ 呼气，两臂向前方伸直，两手合掌，双膝并拢，上身躯干向前、下方弯曲。

运动次数 6～8次

减肥部位

肩部、臀部

意识控制

感受脊柱的拉伸、髋部的活动

标准姿势

◎两膝充分打开
◎充分拉伸脊柱

劈柴式

难度指数 ★★☆☆☆☆

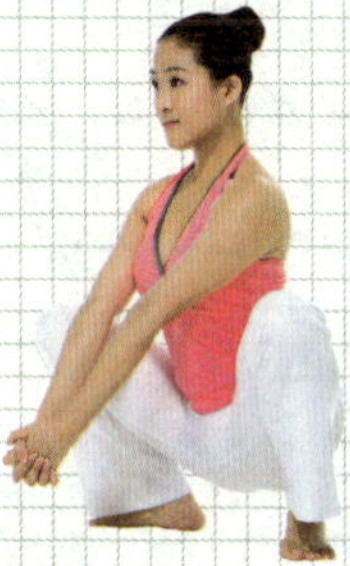

1 蹲在地面上。双脚平放地上，两膝分开。手臂斜下伸直，好像手握斧头做劈柴动作。

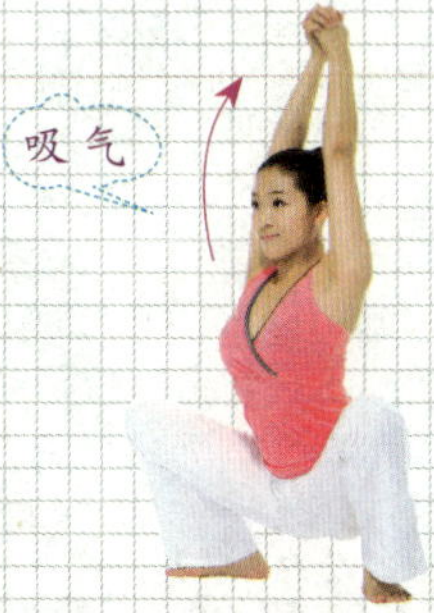

2 吸气，双手举过头顶。

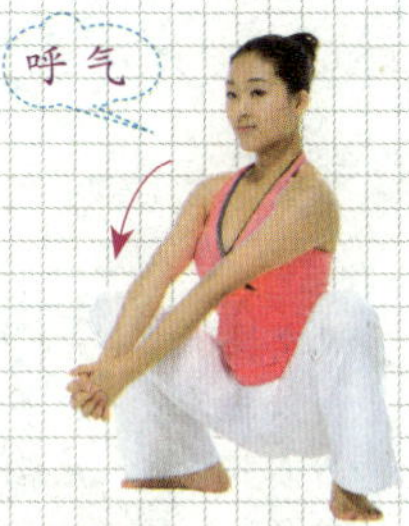

3 呼气，两臂向下挥。

运动次数 6～8次

减肥部位

手臂、大腿

意识控制

感受挥臂过程，好像在劈柴一样

标准姿势

◎速度正常，动作流畅

放气式

难度指数 ★★★☆☆☆☆☆

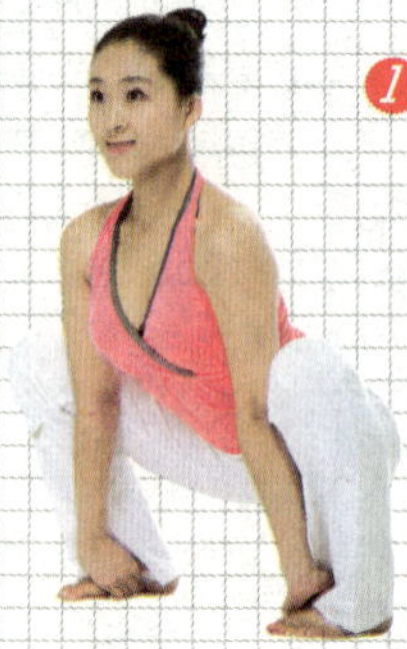

1 蹲在地面上，两脚、两膝分开。两肘顶住两膝内侧，双手手指放在脚掌下面。

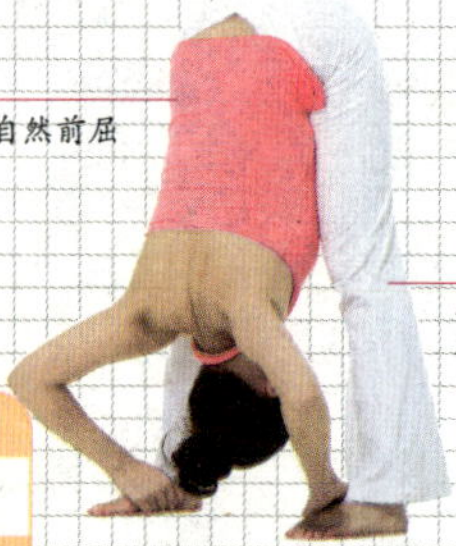

2 头部向下低垂，同时双腿伸直，上半身自然前屈。之后回复。

运动次数
6～8次

减肥部位

面部、大腿

意识控制

感受腹部尽量和大腿前侧贴近。双腿伸直时保持身体稳定。体会血液流向肩颈部及面部

标准姿势

◎起身时双腿伸直

◎上身贴近大腿

腹部按摩功

难度指数 ★☆☆☆☆☆☆

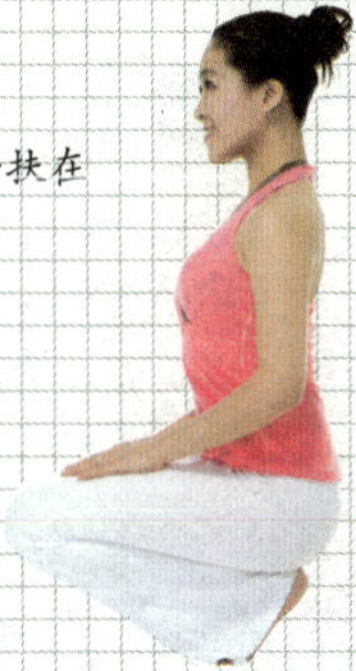

1 蹲坐，双手扶在双膝上。

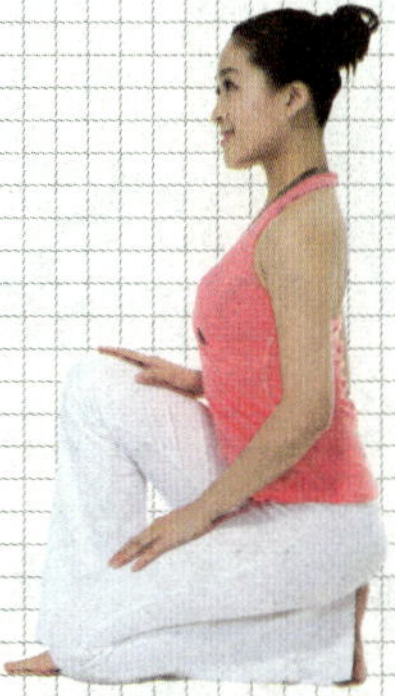

2 左膝着地，右腿竖起。

运动次数 6～8次

减肥部位

腰部、腹部

意识控制

体会身体转动时腹部感受到的挤压

标准姿势

◎扭转时身体保持正直

◎要保证肩、背、腰同步转动

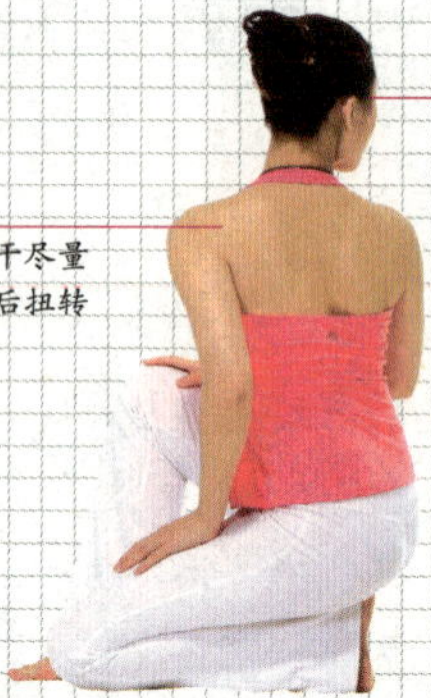

3 躯干尽量向右扭转。眼睛朝后侧看，带动颈椎扭转。

4 身体回到正前方，换身体另一侧练习。

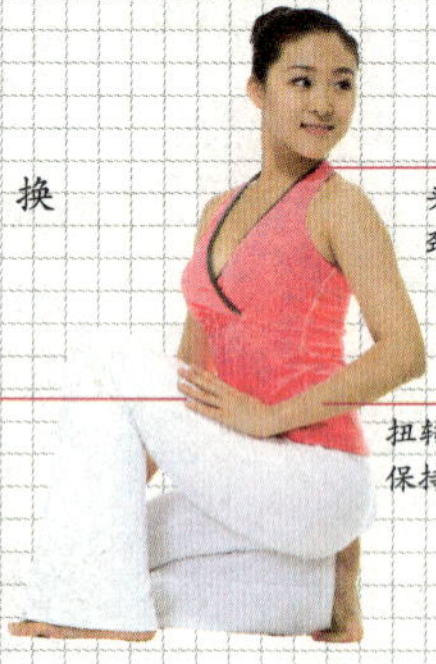

花环式第一式

难度指数 ★★★☆☆☆☆☆

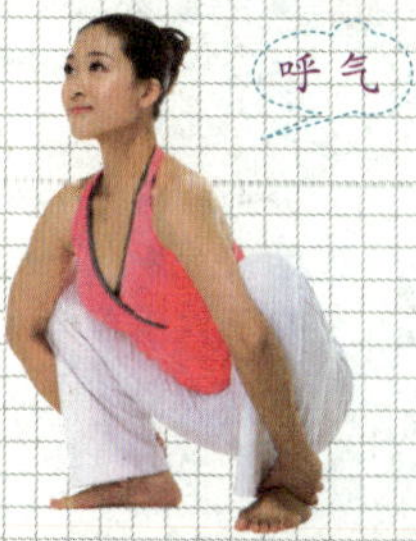

1 蹲坐，两脚平放于地面上；上体直立，分开两膝，上身躯干向前倾，双手分别握住双脚踝，呼气，头向后仰。

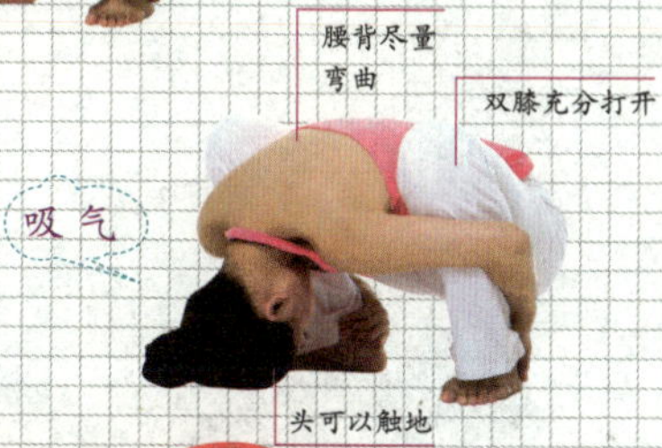

运动次数 3~5次

减肥部位

肩部、背部

意识控制

感受身体前屈时腹部的压迫感，以及背部肩胛骨处的紧张

标准姿势

◎头可以触地
◎双膝充分打开
◎腰背尽量弯曲

2 把两腋窝展开盖住两膝内侧，两手抓脚踝后方，吸气，头顶触地；之后还原休息。

花环式第二式

难度指数 ★★★★★☆☆☆

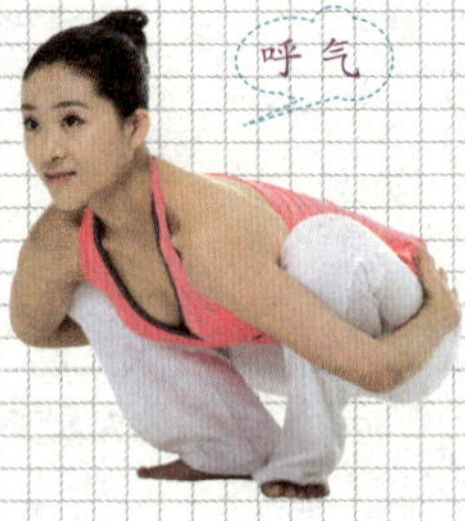

1 挺身直立，两脚靠拢，下蹲，两脚平放在地面上；保持两脚脚跟并拢，脚尖外展，分开两膝，双手后背抱于大腿两侧，呼气，上身躯干向前倾。

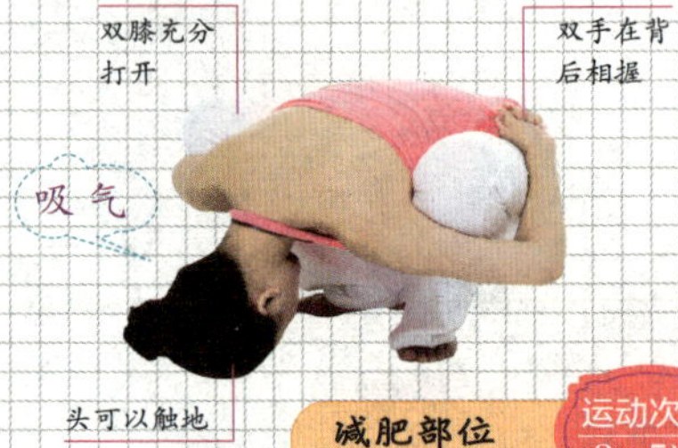

2 把两腋窝展开盖住两膝内侧，两手在背后十指相扣，吸气，把头垂下放在地上。

运动次数 3~5次

减肥部位

肩部、背部

意识控制

感受身体前屈时腹部的压迫感，以及背部肩胛骨处的紧张

标准姿势

◎头可以触地
◎双膝充分打开
◎双手在背后相握

单手蛇式

难度指数 ★★★★★★☆☆

1 蹲坐，臀部抬起至与地面平行，双腿分开宽于肩的距离，双手放于两脚之间的地板上。

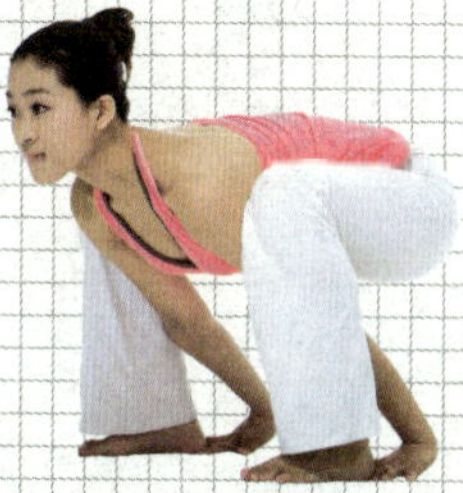

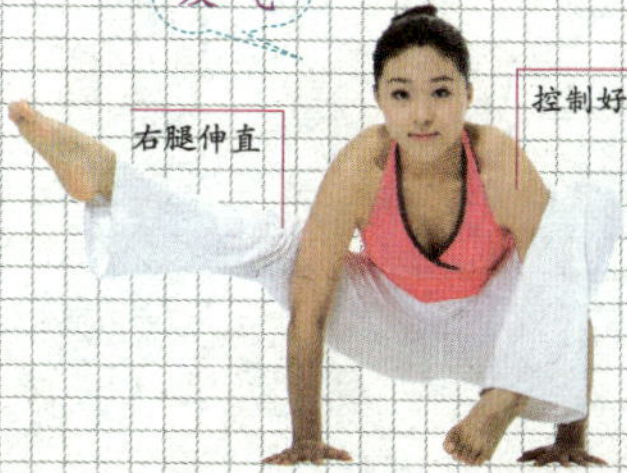

2 将左腿放于左臂上端外侧，右腿伸直。之后吸气，双脚离地，控制好身体的平衡，正常呼吸。之后身体另一侧重复以上动作。

运动次数 3～5次

减肥部位

腹部、大腿

意识控制

感受腹部的收紧和腿部的伸展

标准姿势

◎右腿伸直

◎控制好身体的平衡

双手蛇式

难度指数 ★★★★★★☆☆

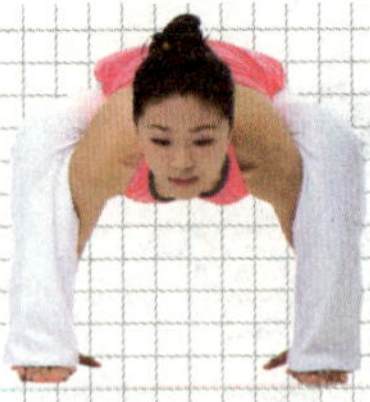

1 蹲坐在地面上，将臂部抬起至与地面平行，双腿分开宽于肩的距离，双手放于两脚跟之后的地面上。

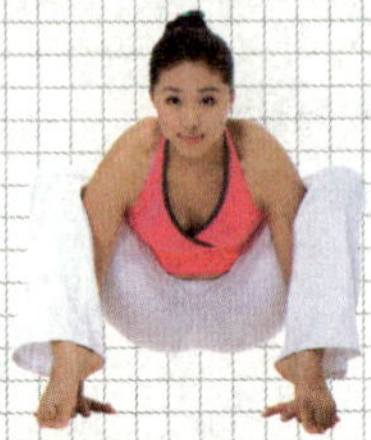

2 将左腿放于左臂上端外侧，右腿放于右臂上端外侧，即肘上方。

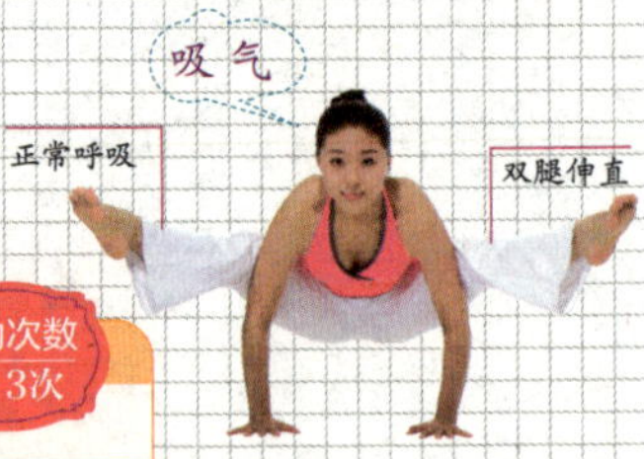

3 吸气，双脚离地，双腿伸直，用双臂控制好身体的平衡，正常呼吸。

运动次数 2～3次

减肥部位

腹部、大腿

意识控制

感受腹部的收紧和腿部的伸展

标准姿势

◎双腿充分伸展

◎用双手掌和双臂支撑身体

半头倒立式

难度指数 ★★★★★★☆☆

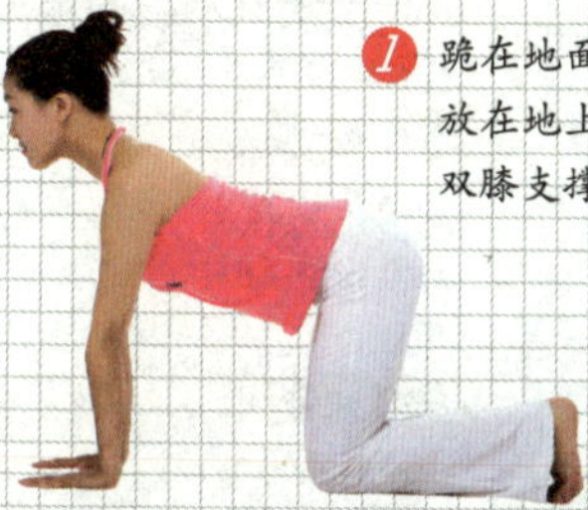

1 跪在地面上，双手平放在地上，以双手和双膝支撑身体。

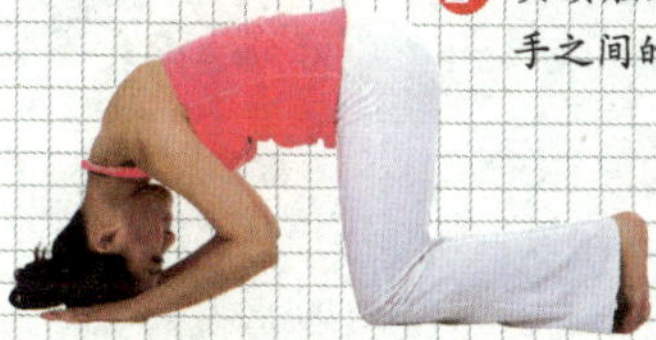

2 头顶触地，位于双手之间的地面上。

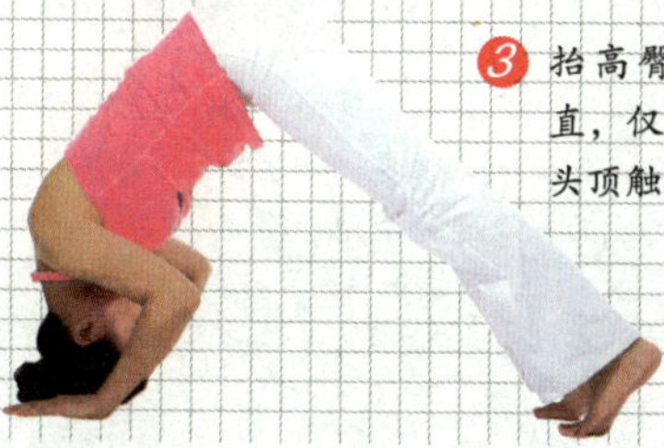

3 抬高臀部，双腿伸直，仅双手、双脚和头顶触地。

减肥部位	运动次数 2~3次

大腿、背部

意识控制

感受头顶接触地面，意识集中在身体和呼吸的稳定上

标准姿势

◎双腿伸直

◎身体稳定，呼吸放松

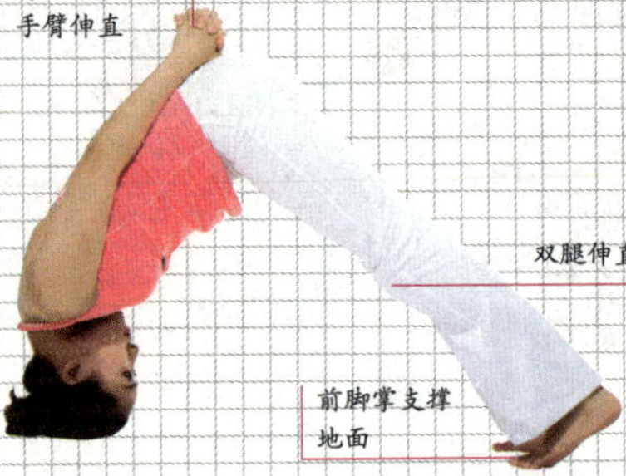

4 身体保持稳定之后，双手离地，在背后十指相扣，手臂伸直。回复时双手回到地面，双膝先落地，臀部向后坐在脚跟上，前额触地。

瑜伽减肥体位之站姿

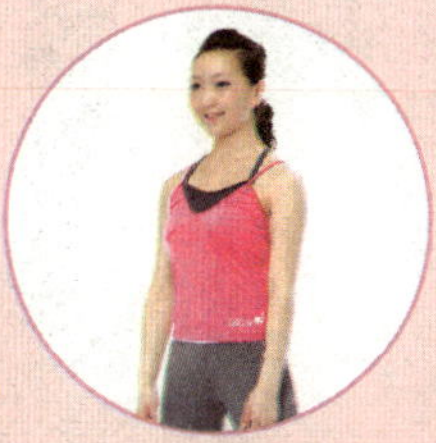

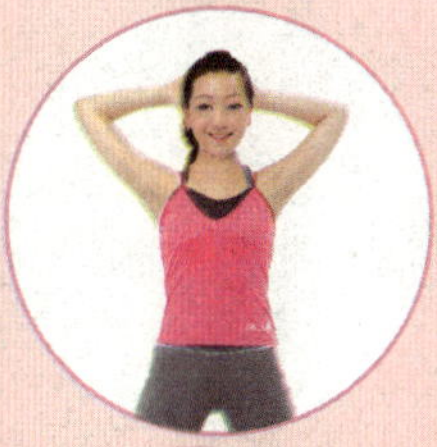

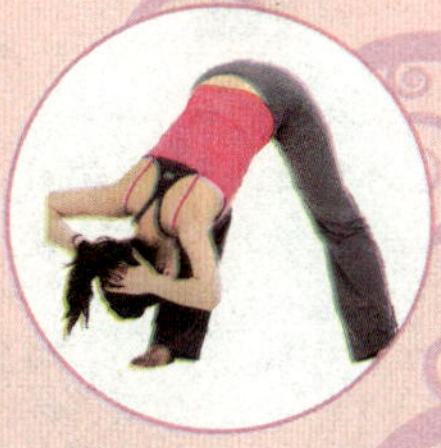

手臂伸展式

难度指数 ★☆☆☆☆☆☆☆

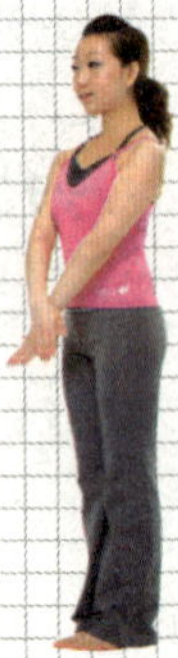

1 站立，双脚并拢，双臂放在身体两侧，双手在腹前交叉。

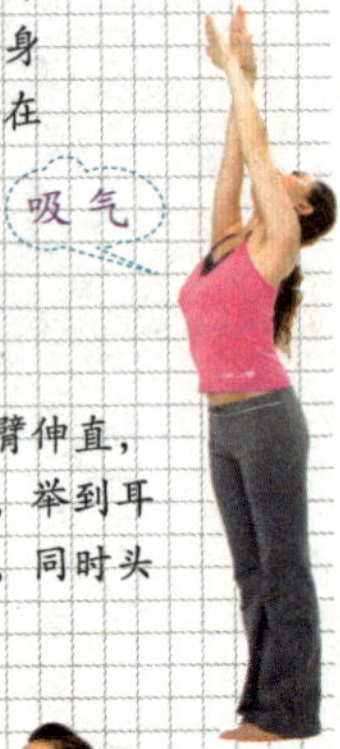

2 吸气，双臂伸直，举过头顶，举到耳后时呼气，同时头向后仰。

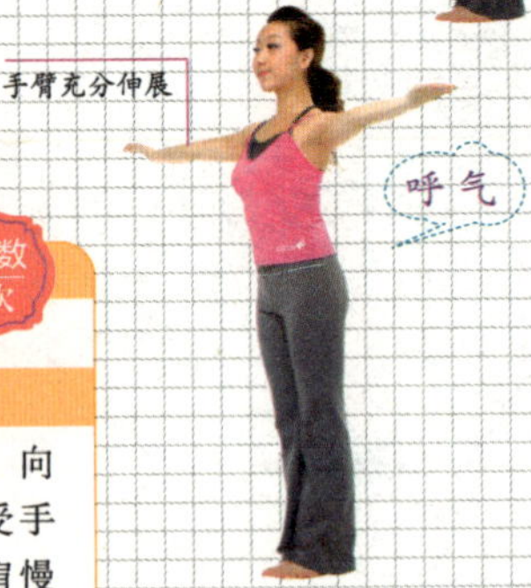

3 呼气，头部回正，双臂侧平举，然后慢慢放落，回复到站立的姿势。

运动次数
6～8次

减肥部位

手臂

意识控制

意识放在手臂向上、向两侧的伸展上，感受手臂放落时血液由双肩慢慢向下流

标准姿势

◎身体挺拔
◎手臂充分伸展

弓箭式

难度指数 ★☆☆☆☆☆☆

1 站立，双脚与肩同宽，双臂放在身体两侧。左脚向前迈一小步，左手握拳，手臂伸直，抬起至左肩上方，略高于眼睛水平视线处。右手握拳，放于左手手肘处，好像要拉弓。眼睛朝向左拳正上方。

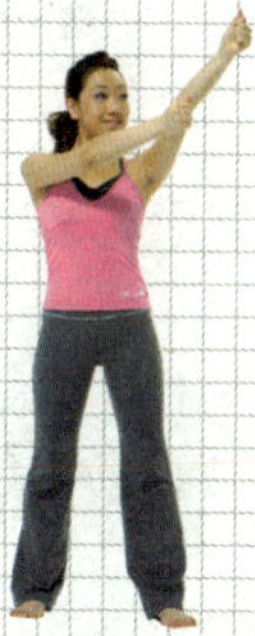

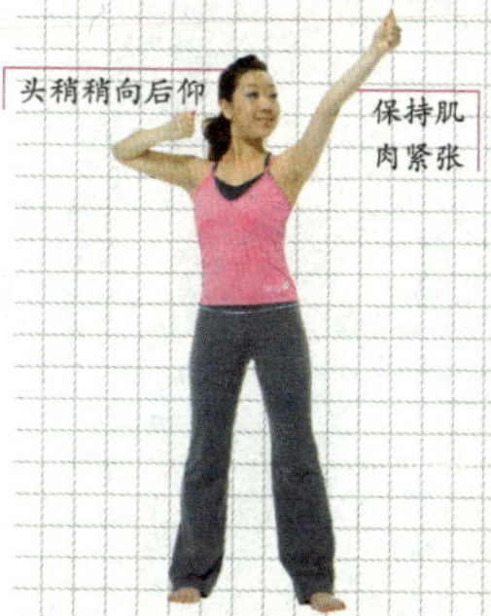

2 右拳拉回，近右耳处，头稍微向后仰，颈部收紧，保持数秒。放松，好像箭由弦上射出，颈部也随之放松。呼气，手放松，回复到站立姿势。身体另一侧反方向做同样的练习。

运动次数 6~8次

减肥部位

手臂

意识控制

感觉手中握着一张弓，随动作将弓箭拉开，箭射出

标准姿势

◎拉弓时双臂肌肉及颈部肌肉要保持紧张，若呈松弛状，说明未到位

铲斗式

难度指数 ★★☆☆☆☆☆☆

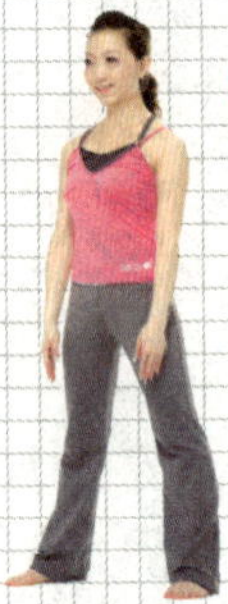

1 以山式站立。两脚分开略比肩宽。

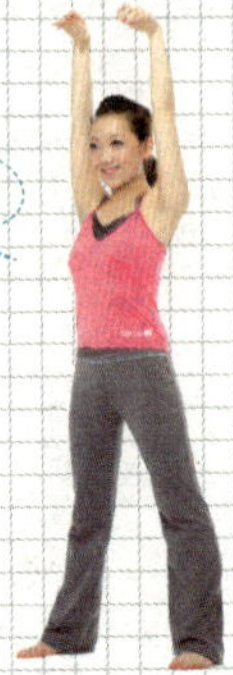

2 吸气，双臂高举过头顶，肘部伸直，双手自手腕自然下垂。

运动次数
3～5次

减肥部位

背部、大腿

意识控制

双眼睁开，保持身体平稳，避免出现眩晕；感受背部舒适地伸展及双腿后侧延伸

标准姿势

◎动作和呼吸充分、正确地配合

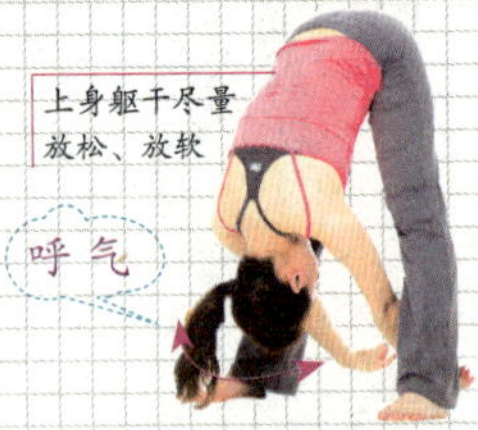

3 呼气，上身躯干向前弯曲并尽量放松、放软，头和双臂在双腿间轻松摇摆。

钟摆式

难度指数 ★★☆☆☆☆☆☆

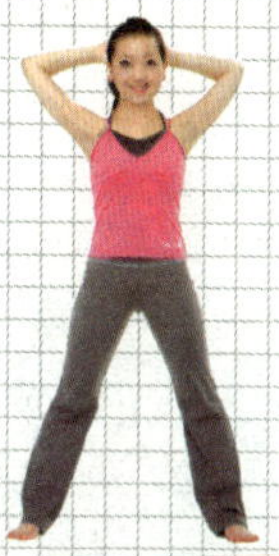

1 以山式站立。两脚分开大约一步的距离，双手十指交叉，交叉的掌心扣住后脑勺，双肘向外伸展。

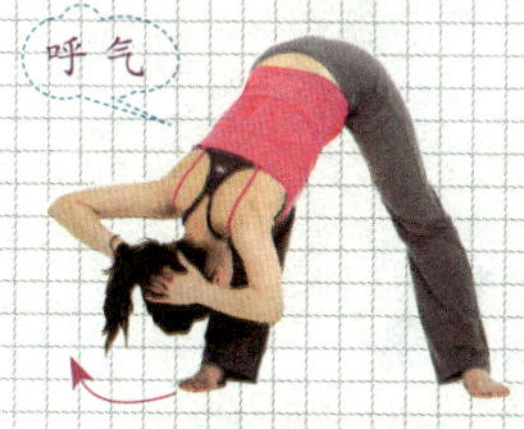

2 上身躯干稍向右转，呼气，上身前屈，头触及右膝。

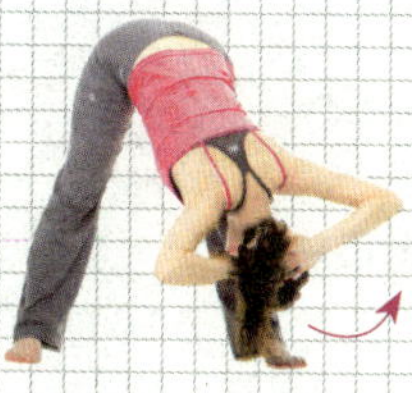

3 上身从右膝向左膝摆动，之后摆回。重复3次，身体回复直立。休息片刻，做反方向动作。

运动次数
3～5次

减肥部位

腰部、大腿

意识控制

感受脊柱完全放松

标准姿势

◎头可以触及膝部

◎上身躯干在双膝间的摇摆流畅

直角式

难度指数 ★★☆☆☆☆☆☆

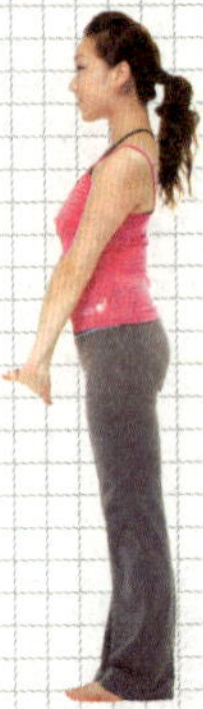

1 站立，双腿并拢，手臂放于身体两侧。双手十指交叉，手心向下，放于体前。

吸气

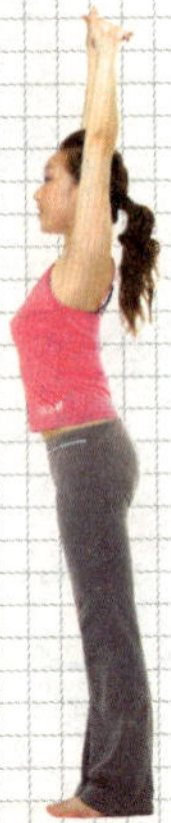

2 吸气，手臂向前、向上移动举过头顶。视线可始终追随着移动的双手。

呼气

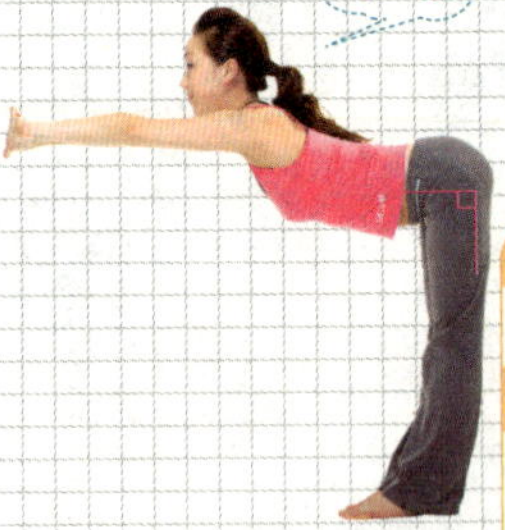

3 呼气，以脊柱底部为支点，上身向前、向下弯曲，直到背部与双腿形成直角。眼睛看手背，保持正常呼吸。

运动次数 6~8次

减肥部位

手臂、大腿

意识控制

感觉整个脊柱自尾椎骨向颈部延伸，双腿的韧带得到拉伸

标准姿势

◎躯干与双腿成直角

◎手臂、肩、腰部成一条直线

幻椅式

难度指数 ★★★☆☆☆☆☆

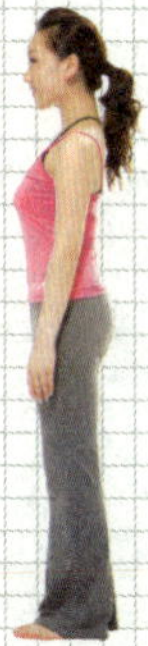

1 以山式站立。

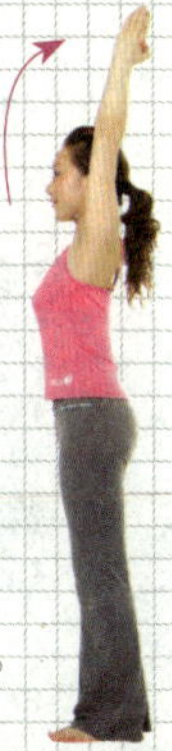

2 两臂伸直，高举过头顶，双掌合十。

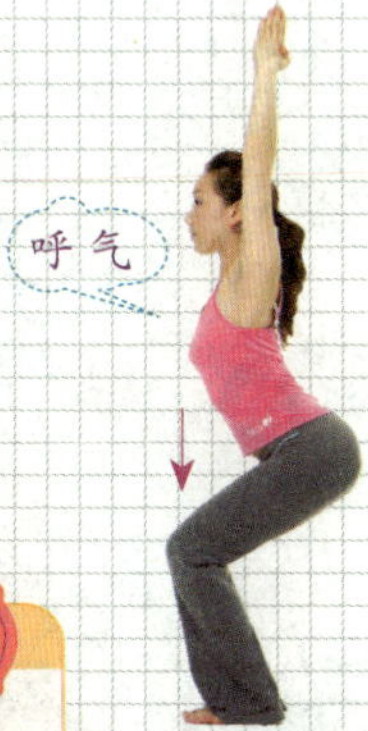

3 呼气，屈膝，放低躯干使大腿尽量与地面平行，就像准备要坐在一张高度适中的椅子上似的。正常呼吸，保持这个体式数秒。吸气，伸直双腿，抬起上身，呼气，放下手臂，回复站立姿势。

运动次数 6~8次

减肥部位

手臂、臀部

意识控制

意识集中在腰背的挺拔及臀部内收上

标准姿势

◎上身与大腿成直角
◎大腿与小腿成直角
◎面部保持平静、放松
◎膝关节弯曲时向前不要超过脚尖

增延脊柱伸展式

难度指数 ★★☆☆☆☆☆☆

❶ 以山式站立。

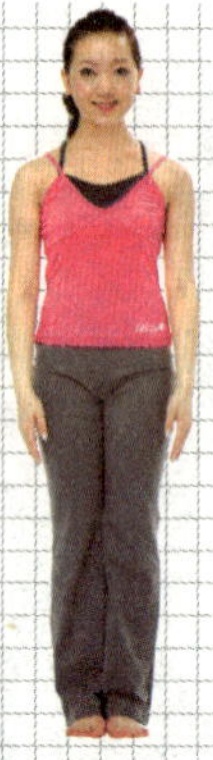

吸气

❷ 吸气，双臂由体前向上举过头顶，掌心向前，双臂贴近耳朵，肘关节伸展，上体微向后仰，保持肩膀放松。

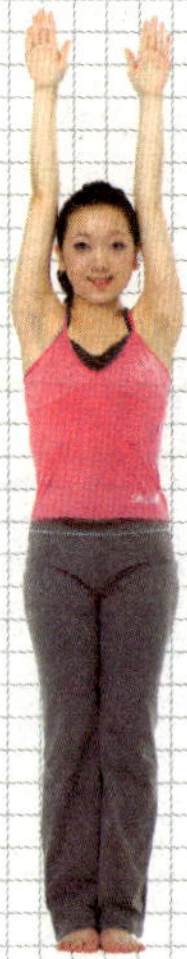

运动次数
3～5次

减肥部位

颈部、腰部

意识控制

意识集中在脊柱的伸展、下肢的拉伸、腰和背部肌肉的收紧与伸展上

标准姿势

◎脊柱伸展
◎身体与双腿贴合
◎停留时身体保持稳定

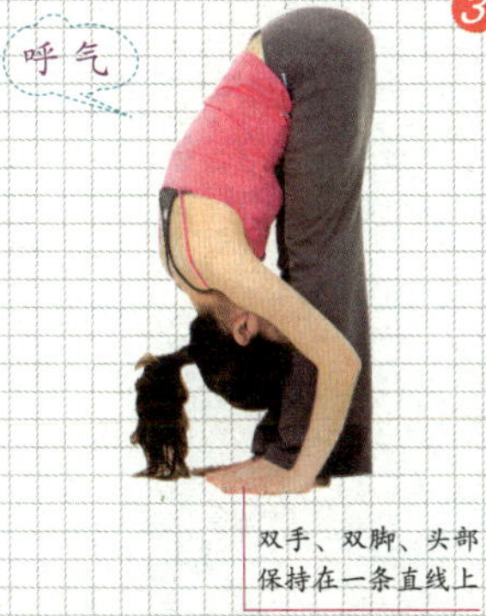

3 呼气，上身自腰起向下俯，手掌放在两脚旁的地板上，掌心触地，与肩部同宽；弯曲肘部，前额触小腿，身体重量放在两腿上，而不是头上。双脚和双手及头部保持在一条直线上。

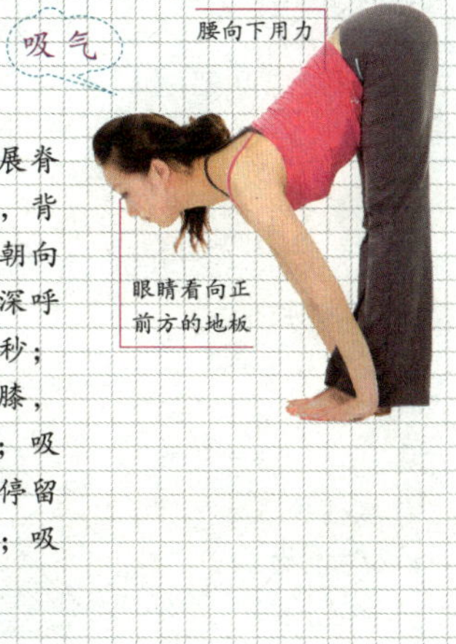

4 吸气，抬头，伸展脊柱，腰向下用力，背部向下凹，眼睛朝向正前方的地板，深呼吸，保持30～60秒；呼气，头再触双膝，保持30～60秒；吸气，再次抬头，停留两次呼吸的时间；吸气，起身，放松。

双角式

难度指数 ★★★☆☆☆☆☆

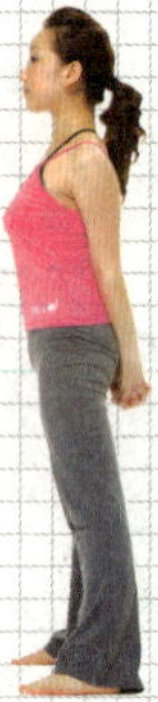

1 以山式站立。双脚分开约与肩同宽，吸气，两手在背后十指相交。

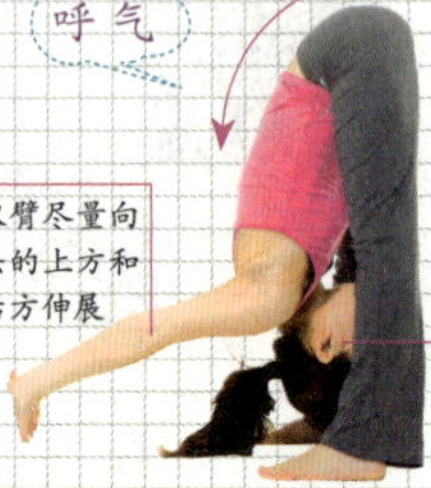

2 呼气，上身自腰起向前弯，尽量把两臂向头的上方和后方伸展。一边保持这个姿势，一边垂下头，直到头位于双小腿之间；身体重心移到两腿上。保持这个体式20～30秒，深长、均匀地呼吸。吸气，抬头，伸直手臂，回到站立姿势。

运动次数 3～5次

减肥部位

手臂、腹部

意识控制

感受脊柱的伸展、双肩的拉伸，血液流向你的肩、颈部

标准姿势

◎双肩打开

◎脊背伸展

叭喇狗扭转式

难度指数 ★★★★★★★☆

1 以山式站立。双脚分开两倍半肩宽的距离。双臂侧平举，与地面保持平行。

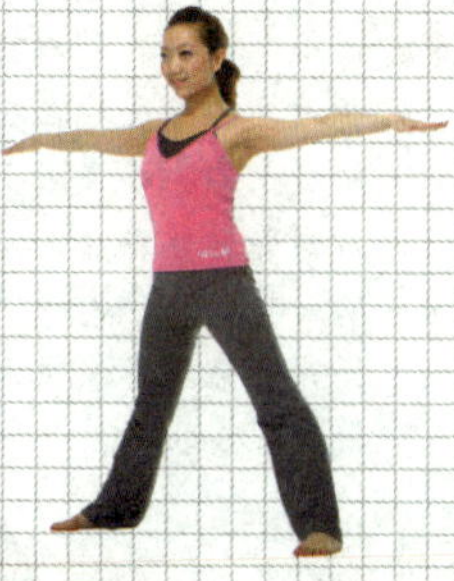

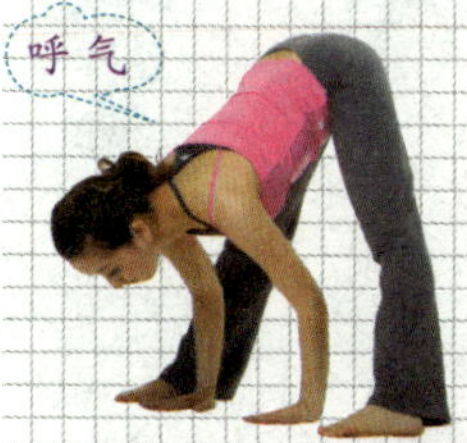

2 呼气，上身前屈，双掌放在双脚间的地面上。

减肥部位

运动次数 3～5次

背部、腰部

意识控制

感受躯干充分扭转，并保持身体重心的平稳；充分伸展双腿后侧、双臂及肩部

标准姿势

◎背部保持伸展

◎双臂大幅度伸展

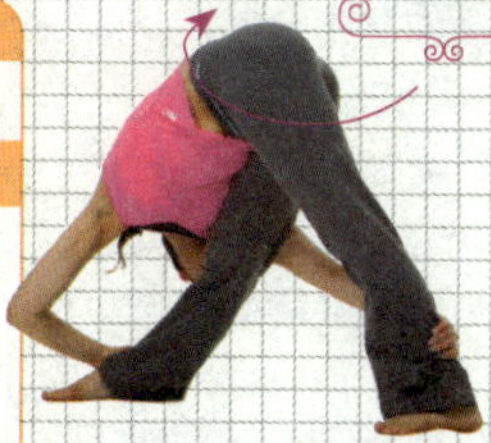

3 躯干向右扭转，右手绕过身体，从后侧抓住左小腿，左手抓住右脚踝。

鸟王式

难度指数 ★★★★☆☆☆☆

1 以山式站立。弯曲左膝，右腿绕过左膝，叠放在左大腿上。然后把右脚放在左小腿后，使右腿胫骨紧贴左小腿，右脚大脚趾钩住左脚脚踝内侧。使右腿完全盘绕在左腿上，身体平衡取决于左腿。

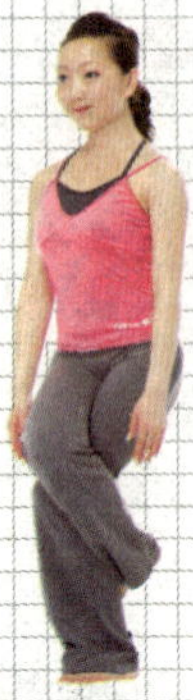

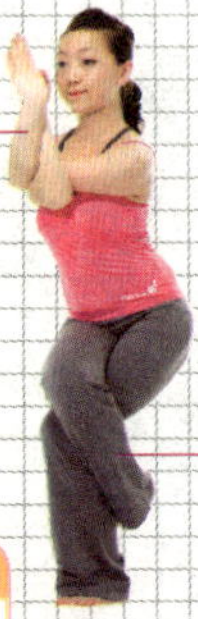

减肥部位

运动次数 3～5次

手臂、大腿

意识控制

单脚脚掌与地面贴合，保持身体的稳定。感受身体重心下降后，整个背部被拉伸的感觉

标准姿势

◎背部伸直，不弓背

◎大腿尽量与地面平行

2 屈双肘，抬起手臂至胸前，把左肘放在右上臂接近肘关节处。然后左手向左、右手向右移动，双掌相合，右臂完全缠绕在左臂上。深长地呼吸，保持这个体式几秒钟。

树式

难度指数 ★★★☆☆☆☆☆

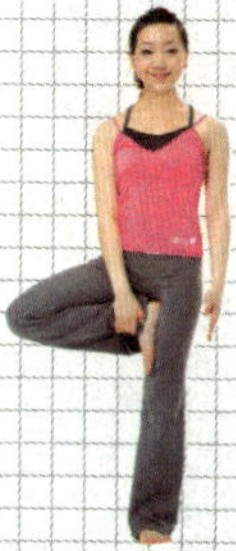

1 以山式站立。用左腿保持平衡，屈右膝，把右脚脚掌放在左大腿内侧根部，脚跟紧贴会阴，脚尖向下。弯腿抬脚时可以用手辅助。

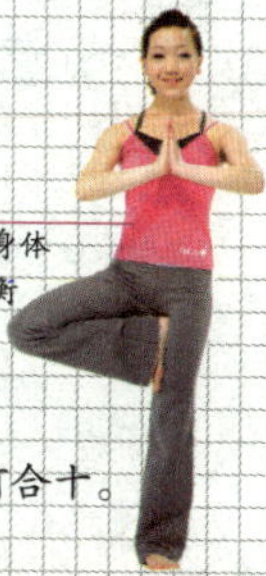

2 双手在胸前合十。

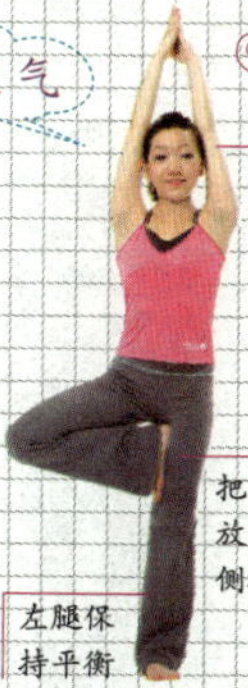

3 吸气，手臂慢慢向上伸直举过头顶，双臂紧贴双耳。均匀、深长地呼吸，保持这个体式数秒。呼气，手臂从两侧慢慢放下，回复到山式。换另一侧腿重复练习。

运动次数
3~5次

减肥部位

手臂、大腿

意识控制

保持身体平衡，眼睛朝向某一点，意识集中在看到的目标上

标准姿势

◎身体平稳，伸展的部位保持正直

护持神第八化身式

难度指数 ★★☆☆☆☆☆☆

减肥部位
腰部、大腿
意识控制
感受身体平衡、稳定
标准姿势
◎保持双肩端正 ◎身体平衡、稳定 ◎表情平和、安宁

运动次数 6~8次

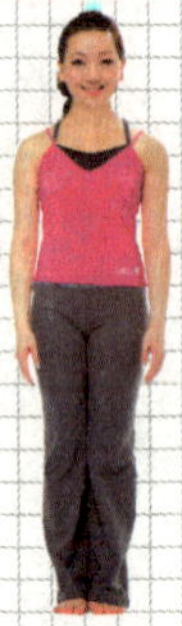

1 以山式站立。

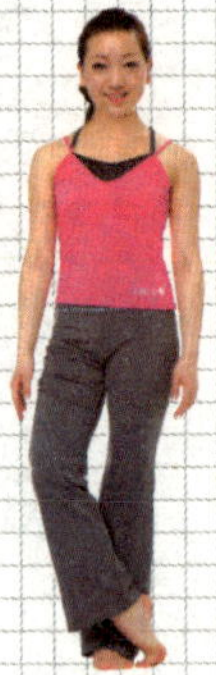

2 右腿弯曲，右脚脚尖贴在左脚踝外侧，脚趾踩地。右膝向右伸展，身体保持直立。

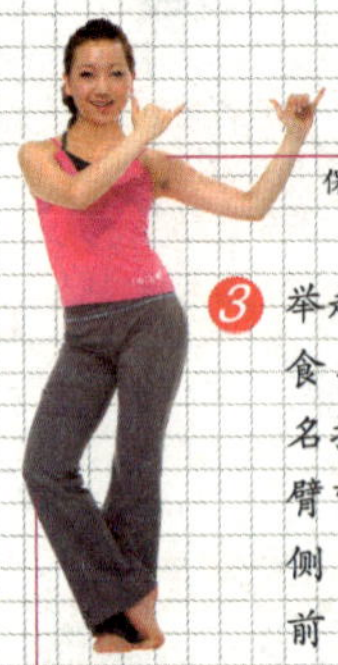

3 举起双臂，双手的食指、中指和无名指三指弯曲，两臂弯曲移到身体左侧，右手手背向前，左手手背向后，如吹笛状。自然呼吸。

头触趾式

难度指数 ★★★★★☆☆☆

1 以山式站立，两腿分开大约一步半的距离。两手在背后握紧，或握对侧手肘。

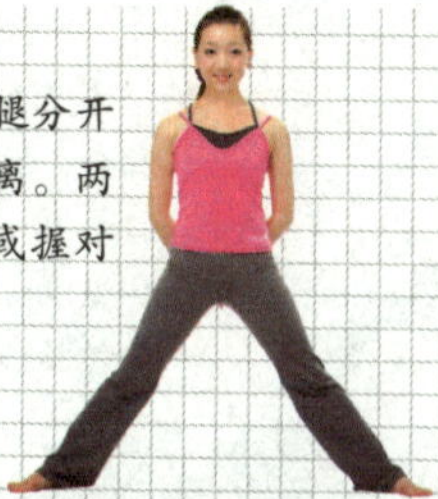

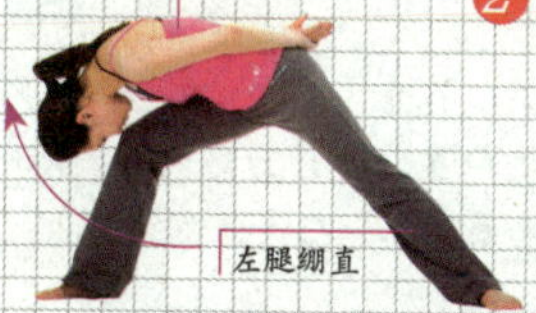

2 右脚和上身向右侧转90°。屈右膝，左腿绷直。自腰部向下弯曲，用鼻子碰触右膝。

3 上身及右膝继续弯曲，重心下降，直到鼻子触到右脚尖。

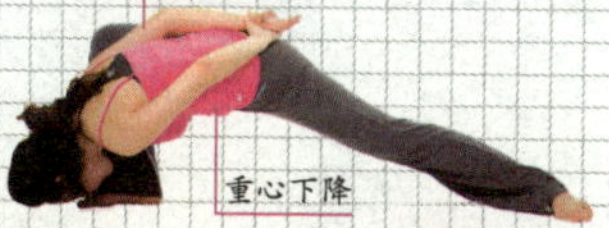

运动次数 3~5次

减肥部位

背部、大腿

意识控制

感受背部的伸展，头触脚时膝关节向外展，伸展大腿内侧

标准姿势

◎鼻尖触脚尖时，膝关节充分外展，背部伸展

◎身体保持平衡

树式变化式

难度指数 ★★★★★☆☆☆

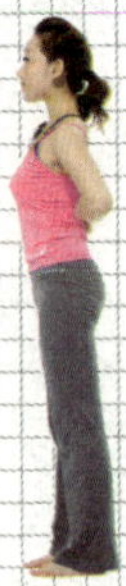

1 以山式站立。双手贴背部，十指相交，掌心向外；肩部和肘部尽量向后伸展，双臂尽量抬高。

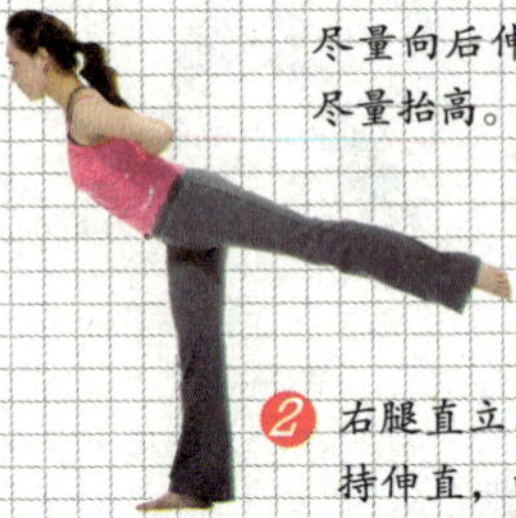

2 右腿直立，上身前倾，左腿保持伸直，向后抬离地面。躯干与左腿保持在一条直线上。

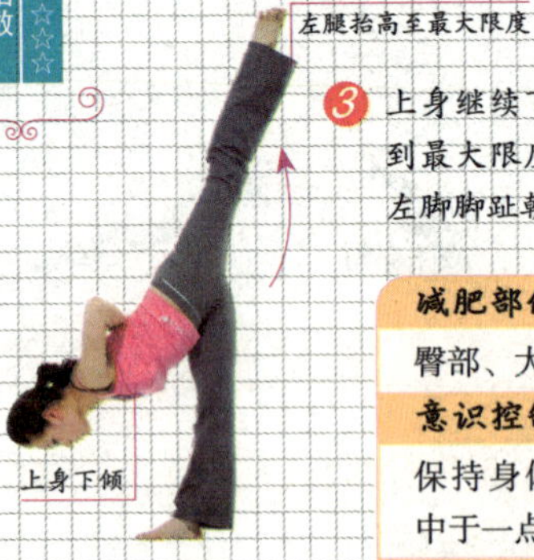

3 上身继续下倾，左腿向后抬高到最大限度。双腿保持绷直，左脚脚趾朝上。均匀地呼吸。

运动次数 3～5次

减肥部位

臀部、大腿

意识控制

保持身体平衡，意识集中于一点

标准姿势

◎抬起的腿和躯干呈一条直线

加强侧伸展式

难度指数 ★★★★☆☆☆☆

吸气

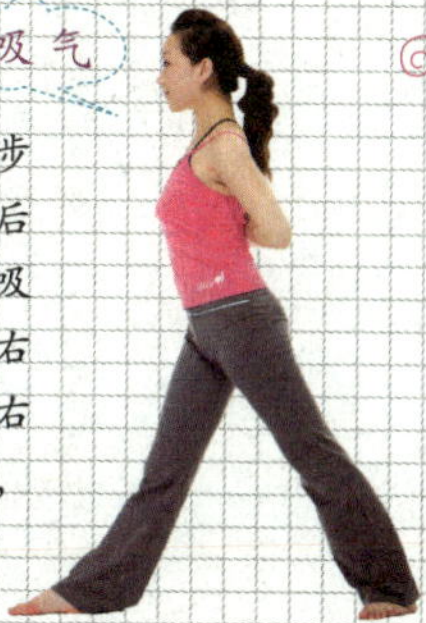

1 站立，双腿分开约一步半的距离，双手在背后两肩胛骨间合十。吸气，身体及右脚向右侧转90°。左脚略朝右转，使左腿完全伸展，膝部绷直，目视前方。

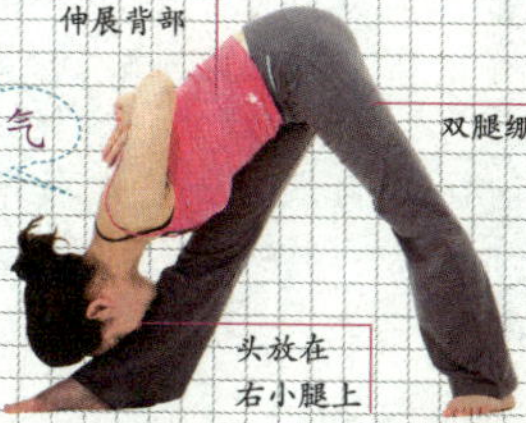

2 呼气，身体前屈，把头放在右膝上。伸展背部，逐渐向下伸展颈部，分别用鼻子、嘴唇、下巴，碰触右膝以下的腿部。双腿绷直。

运动次数
3~5次

减肥部位

背部、大腿

意识控制

体会脊柱腰部延伸感及大腿内侧的拉伸感

标准姿势

◎腹部及以上部分和腿前侧贴近

◎腰背保持平直

手碰脚前屈伸展式

难度指数 ★★★★☆☆☆☆

减肥部位
背部、大腿
意识控制
感受到背部和双腿后侧的拉伸感，大腿前侧放松，身体重心落在脚掌上
标准姿势
◎充分伸展双腿及脊背

运动次数 3~5次

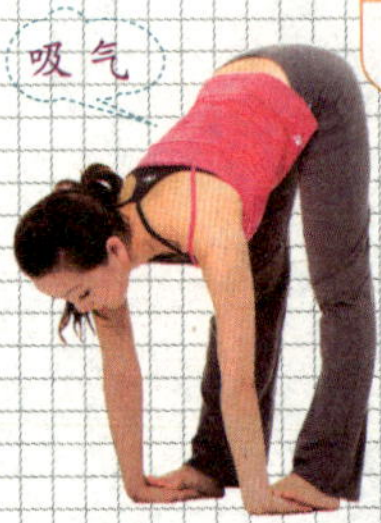

1 以山式站立，双脚分开与肩同宽。吸气，上身前屈。双手放在双脚下面，手心向上，使手掌碰到脚掌。腿部不要弯曲，头部抬起。

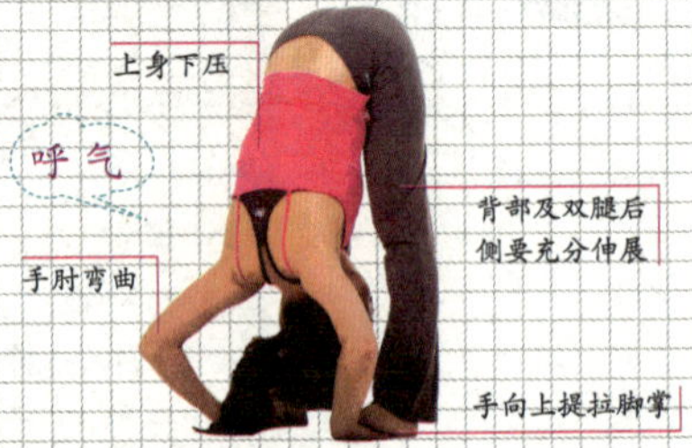

2 呼气，上身继续下压，头放在两小腿之间，双手肘部弯曲，向上提拉脚掌。背部和双腿后侧要充分伸展。该动作保持数秒，正常呼吸。

背式

难度指数 ★★★★☆☆☆☆

1 以山式站立，两腿分开略比肩宽。

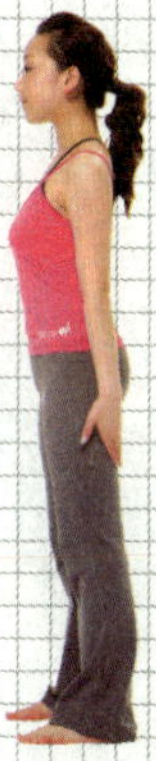

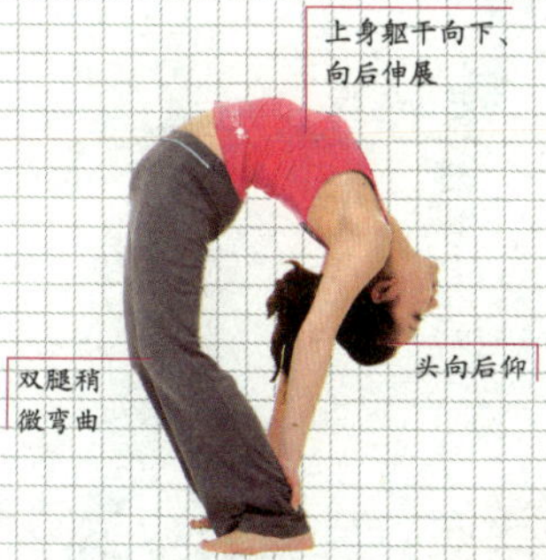

2 双臂举过头顶。从腰底部开始向后弯曲脊柱，同时微微后弯双腿，双臂在身后下垂，直到能抓住脚踝，头向后仰，上身躯干向下、向后伸展，尽量靠近地面。吸气，起身放松，回复到山式。

运动次数 3~5次

减肥部位

背部、腹部

意识控制

双脚保持身体重心稳定，充分感受腹部向上的伸展感，背部收紧

标准姿势

◎手抓脚踝时腰背向后充分弯曲

叭喇狗式

难度指数 ★★★★☆☆☆☆

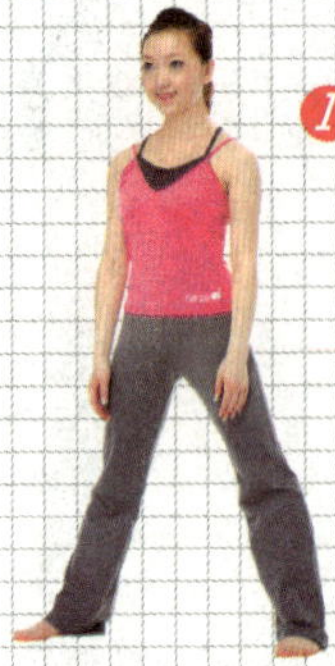

1 以山式站立。双脚分开2.5倍肩宽的距离。

吸气

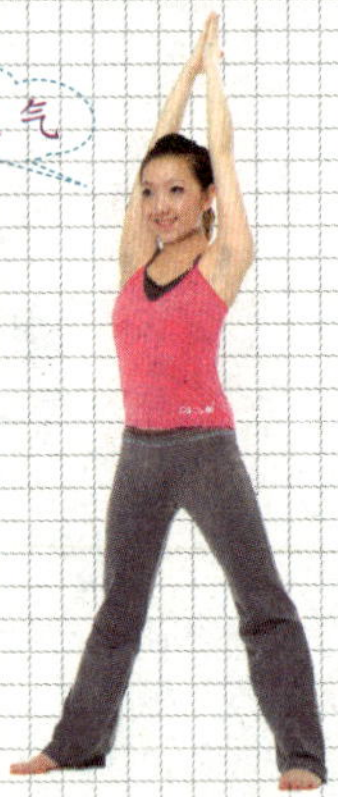

2 吸气，手臂伸直，自身体两侧向上伸展高举并过头顶，双臂贴双耳，双手在头顶正上方合十。

运动次数
6~8次

减肥部位

腹部、臀部

意识控制

感受头顶触地，但不要让头承担身体重量，充分伸展双腿后侧及脊柱

标准姿势

◎背部保持伸展

◎头应在双手、双脚之间且与双手、双脚保持在一条直线上

3 呼气，上身躯干前屈至双掌放在双脚间的地面上。将重心移到两腿上，弯曲双肘，使头顶着地，置于双掌之间。头、双手和双脚应在一条直线上。

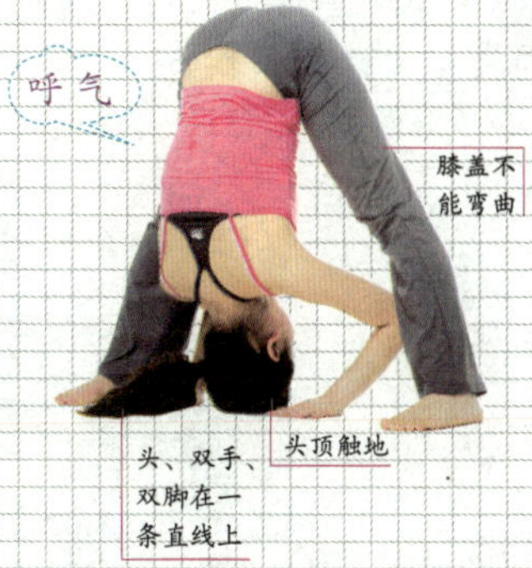

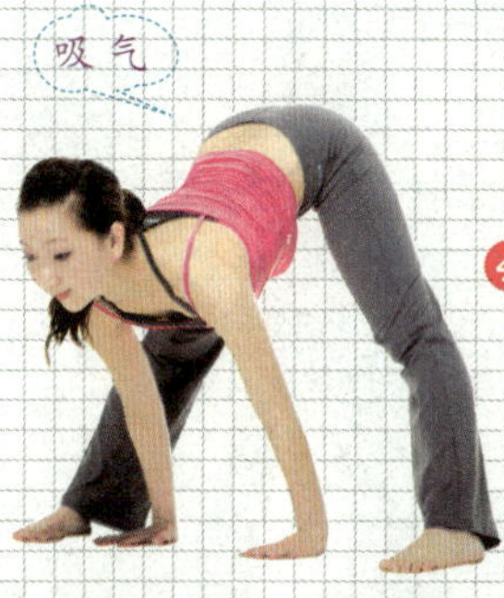

4 吸气，伸直手臂，将头抬离地面。慢慢抬起头，抬起上体和手臂，背部充分伸展。该动作保持数秒，收回双脚，回到山式站立。

叭喇狗式变化式一

难度指数 ★★★★☆☆☆☆

1 以山式站立，双脚分开2.5倍肩宽的距离。

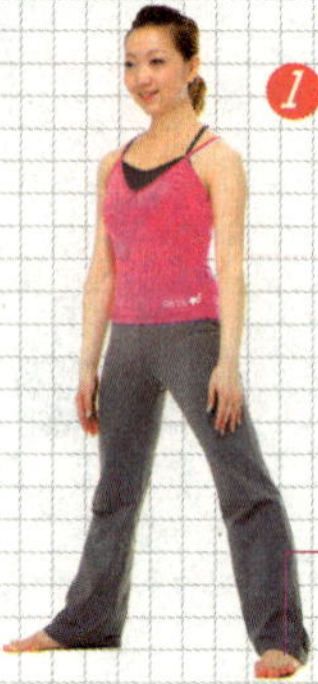

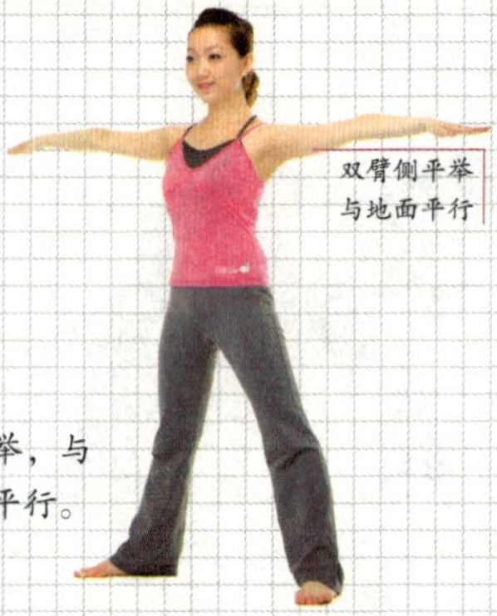

2 双臂侧平举，与地面保持平行。

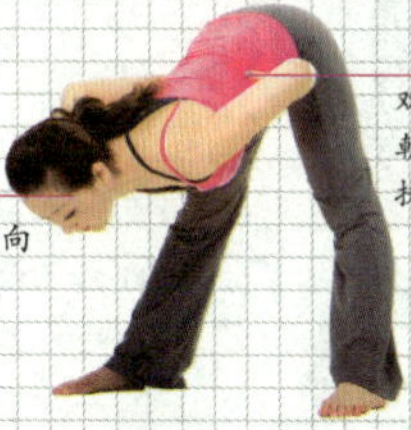

3 躯干尽量前屈直至双掌可以放在地面上为止，头和肩膀向后方仰起，双肘弯曲。双手离开地面扶在腰部两侧，拇指朝向后背的方向。

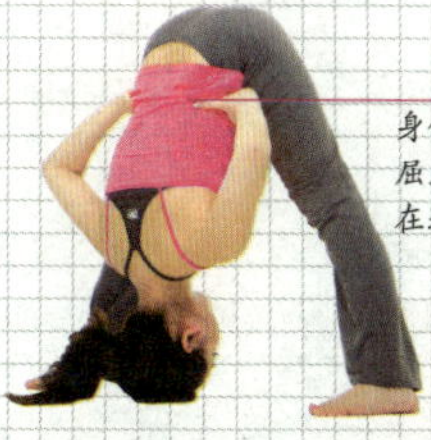

4 躯体重量放在双腿上，继续前屈上身，头顶放在地面上；头和双脚应形成一条直线。吸气，回复到起始动作。

运动次数
3~5次

减肥部位

腰部、背部

意识控制

感受头顶触到地面，并保持身体重心的平稳，充分伸展双腿后侧

标准姿势

◎背部保持伸展
◎双膝关节不弯曲
◎呼吸稳定、自然
◎头顶触地且与双脚呈一条直线

叭喇狗式变化式二

难度指数 ★★★★☆☆☆☆

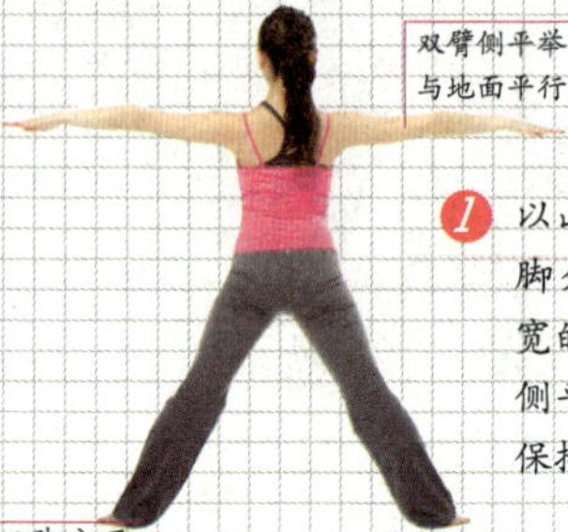

1 以山式站立。双脚分开2.5倍肩宽的距离。双臂侧平举，与地面保持平行。

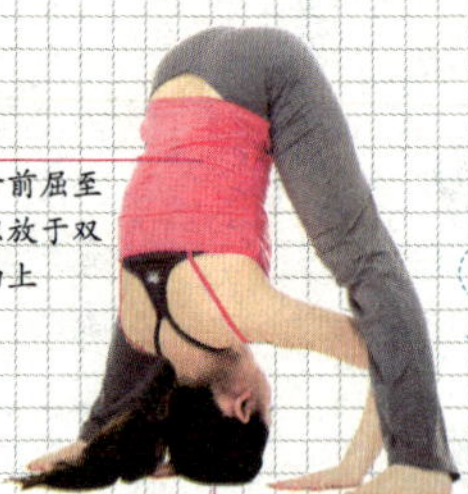

2 呼气，上身躯干前屈至双掌可以放在双脚间的地面上。将躯体的重心放在两腿上，弯曲双肘，使头顶触地，置于双掌之间。头、双掌和双脚在一条直线上。

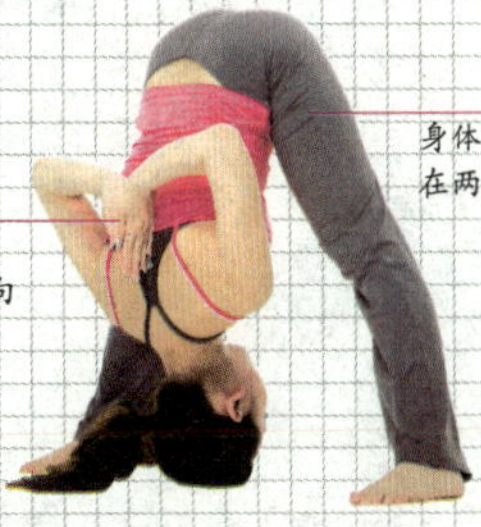

3 双掌在背后合十，指尖朝向头顶方向。吸气，还原山式。

运动次数
3～5次

减肥部位

背部、肩部

意识控制

感受头顶触地，并保持身体重心的平稳，充分伸展双腿后侧

标准姿势

◎背部尽量伸展

◎双膝关节不弯曲

◎双手合十时位置尽量靠近头颈

◎呼吸稳定、自然

奔马式

难度指数 ★★★★★★☆☆

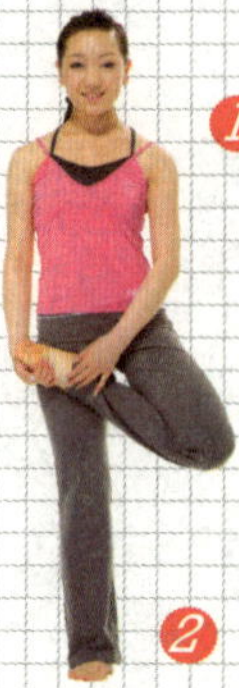

1 直立，视线固定于一点；屈左膝，左脚放于右大腿前成半莲花状。

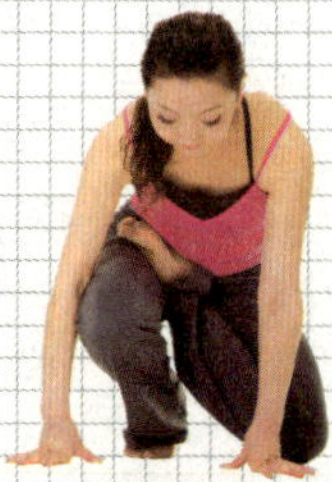

2 屈右膝，蹲下身体使左膝跪在地上，右脚脚跟抬起，双手撑地。

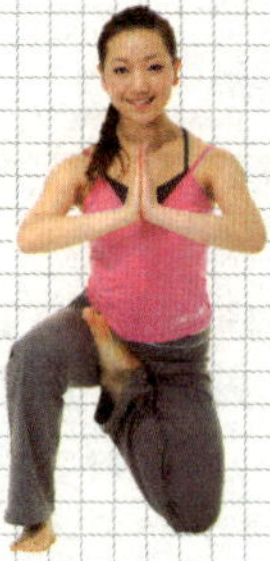

3 双手离地，尽量让背部直立，右脚掌贴地，双手合掌于胸前，保持正常呼吸；还原放松，换另一侧做同样的动作。

运动次数 3～5次

减肥部位

大腿、小腿

意识控制

感受脚踝、膝关节、髋关节的拉伸及腰背部与下肢的锻炼

标准姿势

◎上体直立

◎盘半莲花一侧髋部充分打开

舞王式

难度指数 ★★★★★★☆☆

1 以山式站立。左腿向后弯曲，左手抓住左脚踝。右手臂举过头顶，向上伸展，手心向前。

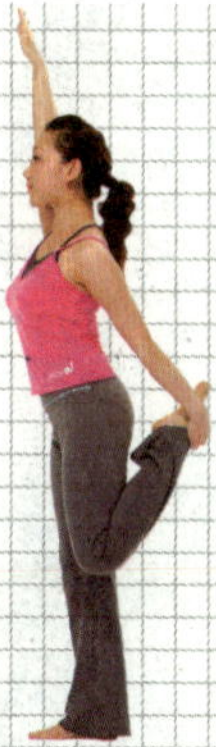

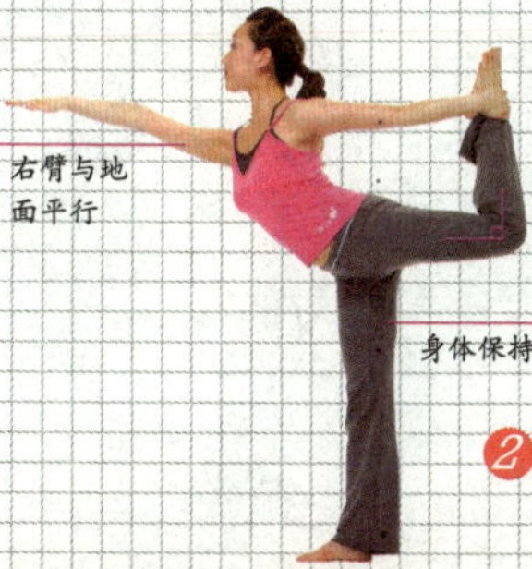

2 上身前屈，左手用力将左腿拉起，使左大腿与地面平行，左腿胫骨与地面垂直。右腿挺直，右臂向前伸直，与地面保持平行。保持平衡，呼吸深长而均匀。回到山式，换另一侧身体重复这个体式。

运动次数 3~5次

减肥部位

手臂、臀部

意识控制

保持身体平衡

标准姿势

◎伸展手臂和上半身

◎呼吸自然，身体保持平稳

上轮式

难度指数 ★★★★★★★★

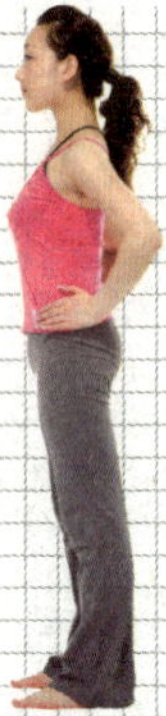

① 以山式站立，两腿分开与肩同宽，两掌扣住髋部。

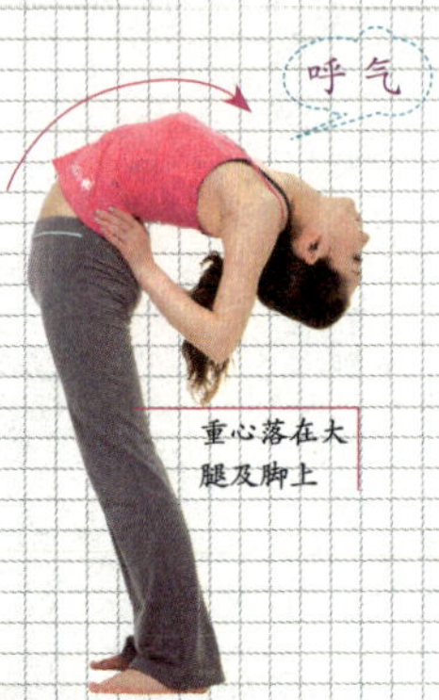

② 用双手把骨盆区域向前方推，呼气，上身躯干后弯，全身重心移到大腿和双脚上。

运动次数
2～3次

减肥部位

胸部、腹部

意识控制

感受脊柱一节一节地向后屈

标准姿势

◎身体稳定向后弯曲

◎还原时动作稳定

◎动作完成后保持双膝伸展

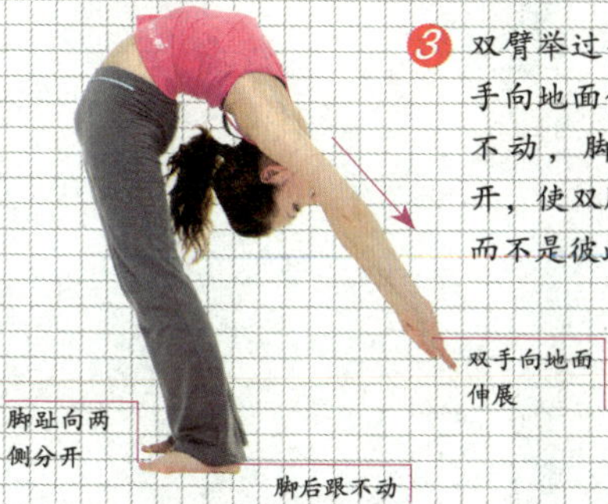

3 双臂举过头顶，然后双手向地面伸展。脚后跟不动，脚掌向两侧分开，使双脚成一定角度而不是彼此平行。

4 呼气，躯干尽可能向后伸展，伸直两肘，把两掌掌心放在地面上，指尖指向脚跟方向。该动作保持数秒，把两脚向后收，双髋推向前方，双掌从地板上提起，慢慢抬起身子，回复山式。

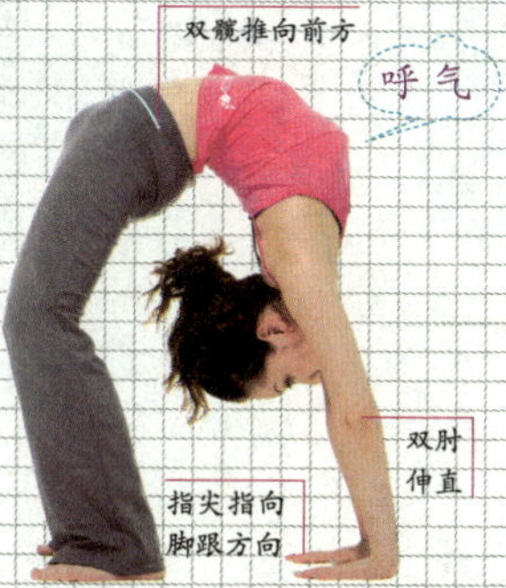

手抓脚踝轮式

难度指数 ★★★★★★★★★

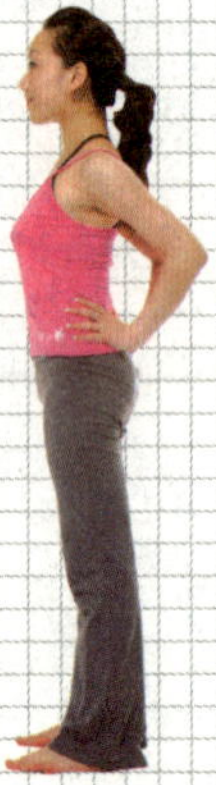

1 以山式站立。双腿分开与肩同宽，双手放在臀部上方。

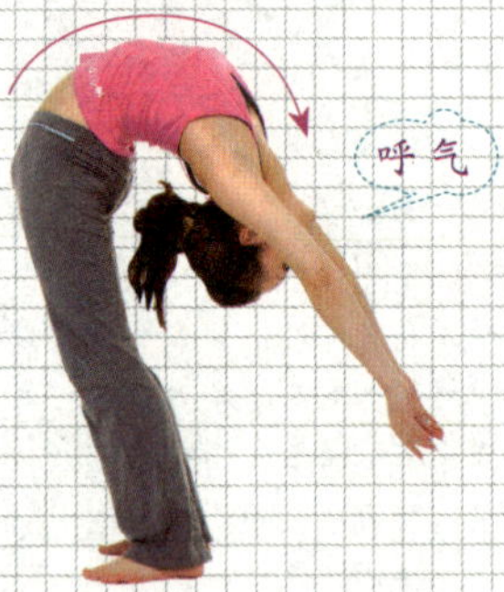

2 骨盆稍向前推，呼气，躯干向后弯曲，使身体的重心转移到大腿和双脚上。双臂举过头顶，然后双手向地面伸展。脚后跟不要动，脚掌向两侧分开，使双脚成一定角度而不是彼此平行。

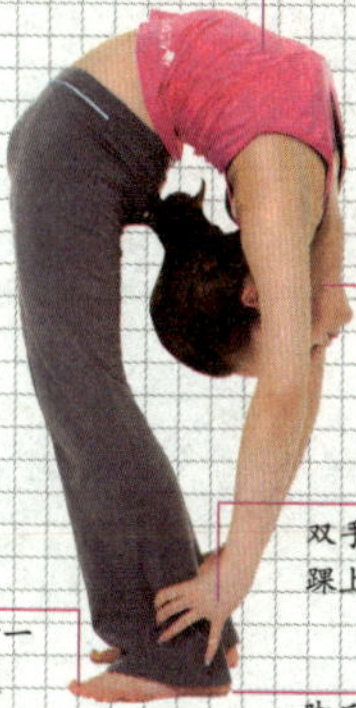

3 呼气，躯干尽可能地向上伸展，把双手逐步贴近双脚。头部和颈部尽可能地向后仰，用双手触碰双脚。配合几次呼吸，由于腹部、胸部和背部的强烈伸展，所以呼吸会变得急促、吃力。深长地呼气后，双手分别抓住脚踝上方的胫骨。脚趾可适度向内移动，保持平衡。这是最终体式。在依自己能力保持几秒钟之后，把双手依次放在地面上，回到上轮式，然后回到山式站立。

运动次数
1～2次

减肥部位

胸部、腹部

意识控制

感受脊柱的弯曲和胸部的伸展

标准姿势

◎双手抓脚踝位置

◎双腿伸直

◎身体平衡并且稳定

鹰式

难度指数 ★★★★★☆☆☆

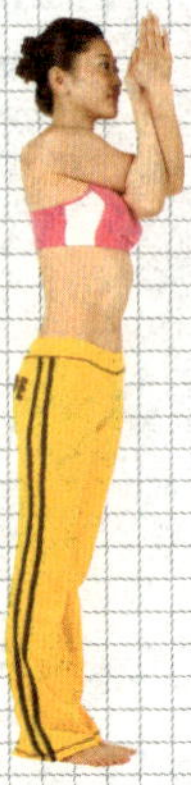

1 基本式站立，双臂向前伸直，右臂置于左臂上，两手肘紧贴在一起，弯曲，小臂尽量与地面垂直。

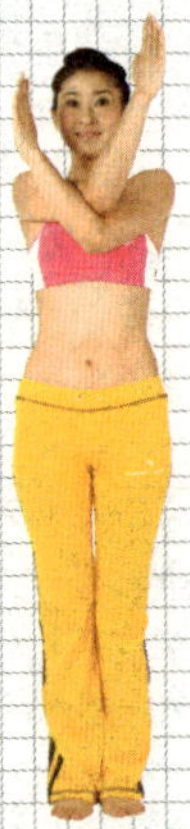

2 左小臂向右移动，右小臂向左移动，使两手掌交错靠在一起。

减肥部位

运动次数 3～5次

大腿、小腿

意识控制

单脚脚掌与地面贴合，保持身体的稳定。感受身体重心下降后，整个背部被拉伸的感觉

标准姿势

◎大腿尽量与地面平行

◎双手掌重叠

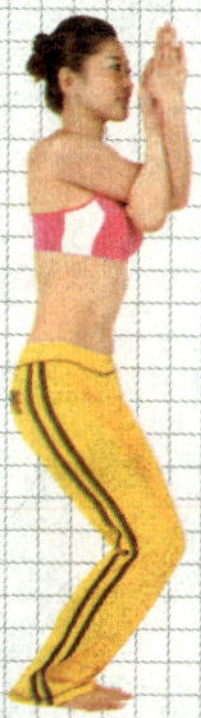

3 上身姿势不变，将双膝微屈。

4 抬起左腿，置于右腿上，双腿缠绕在一起。

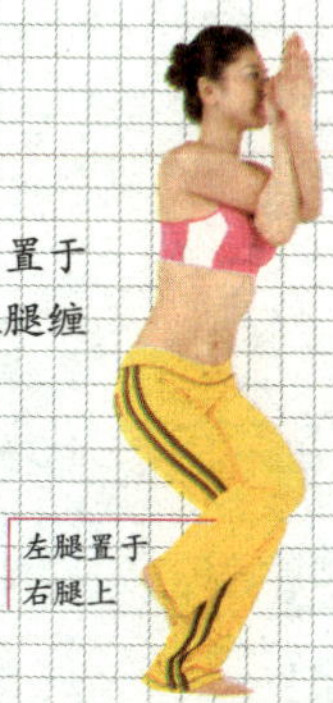

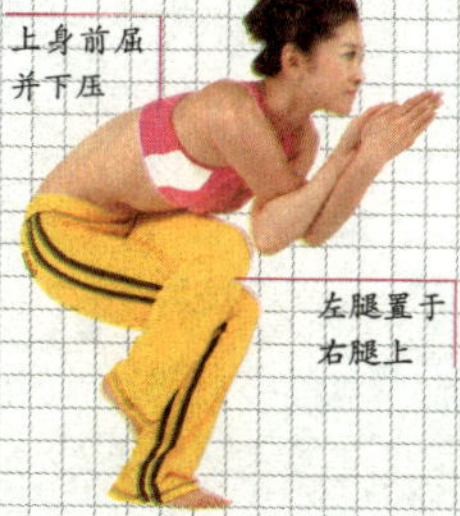

5 保持深长的呼吸，上身前屈并下压，抬头，目视前方，保持身体的平衡。呼气，起身放开手和腿，换身体另一侧做同样的练习。

单腿站立伸展式

难度指数 ★★★★★☆☆☆

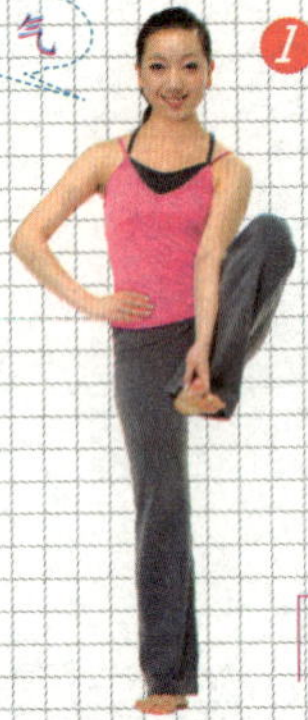

1 以山式站立。吸气，抬左腿，以左手的拇指、食指及中指抓住左脚大脚趾。

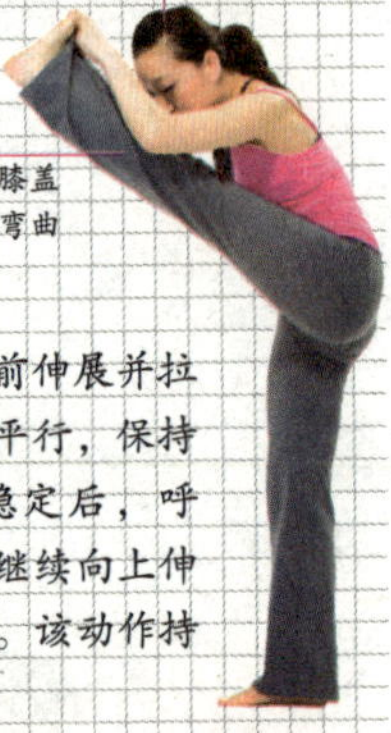

2 双腿伸直，呼气，向前伸展并拉动左腿，使之与地面平行，保持两个呼吸。待身体稳定后，呼气，屈肘，拉动左腿继续向上伸展，使头部贴近左膝。该动作持续几秒。

运动次数
1～2次

减肥部位

腹部、大腿

意识控制

将意识集中在体会双腿被拉伸的感觉上

标准姿势

◎身体平稳

◎双腿伸展时膝关节不能弯曲

单腿脊柱前屈伸展式

难度指数 ★★★★★★★☆

运动次数 2～3次

减肥部位

臀部、大腿

意识控制

保持身体平稳，抬高一侧腿并力求其向上垂直地伸展，尽量避免身体向一侧倾斜

标准姿势

◎上身和支撑身体的腿部充分贴合

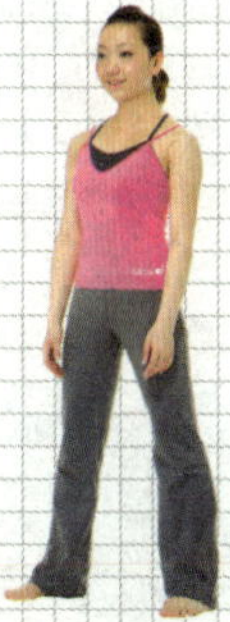

1 以山式站立，双脚分开。

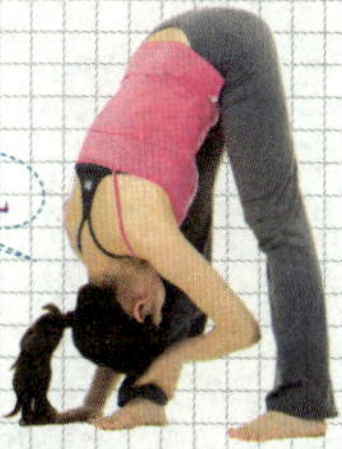

2 呼气，躯干前屈，左手抓住右脚脚踝，右手放在右脚外侧的地面上；头部或者下巴贴近右膝。

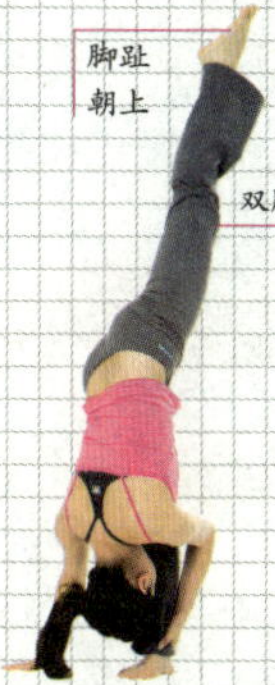

3 尽量向后、向上抬高左腿。双膝都要绷紧，抬起腿时保持脚趾朝上。吸气，放下左腿，回到站立的姿势。换另一侧重复练习。

头顶基础式

难度指数 ★★★★★☆☆☆

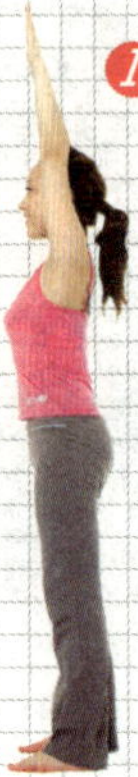

1 直立，两腿分开1.5倍肩宽的距离。双臂向上伸展，舒展整条脊柱。

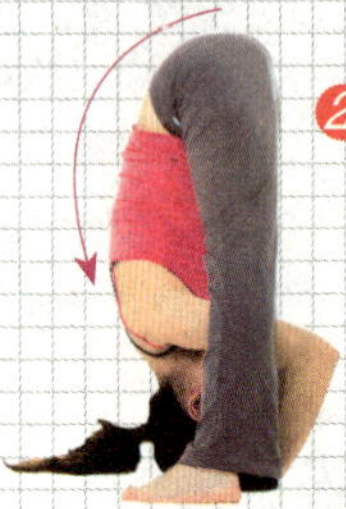

2 上半身前屈，头放于两足间的地上，双手放在头部两侧。

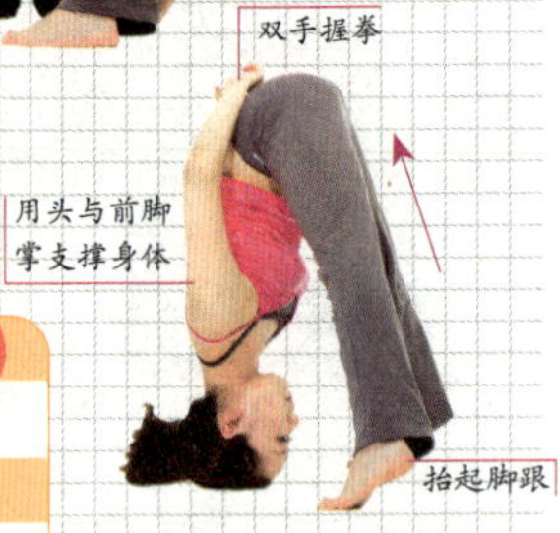

3 保持身体的平稳，双手离地之后在背后握紧；抬脚跟，用头与前脚掌支撑身体。

运动次数 3～5次

减肥部位

腹部、臀部

意识控制

保持平衡的过程中，意识集中在与地面接触的身体部位上

标准姿势

◎头顶贴在两脚间正前方的地面上

头竖膝间式

难度指数 ★★★★★☆☆☆

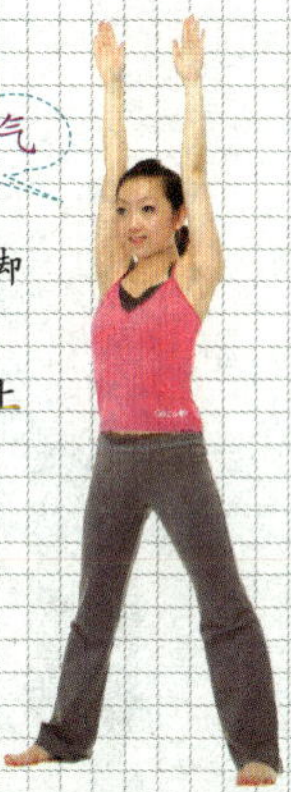

1 以山式站立，双脚分开略大于肩宽。吸气，手臂伸直上举，与地面垂直，掌心向前。

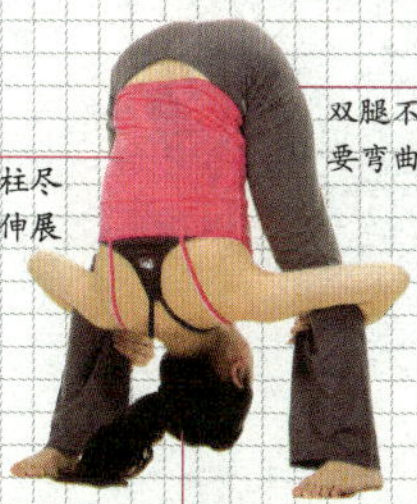

2 呼气，上体前屈，背部保持平展，双臂从大腿外侧绕过，双手在小腿后向前绕紧，将头放于两膝之间的空隙内。吸气，身体还原成山式。

运动次数 3～5次

减肥部位

腹部、大腿

意识控制

保持身体稳定，身体重心落在脚心位置，背部始终保持伸展

标准姿势

◎双膝不能弯曲，大腿后侧尽量伸展

◎脊柱尽量伸展

摩天式一

难度指数 ★☆☆☆☆☆☆☆

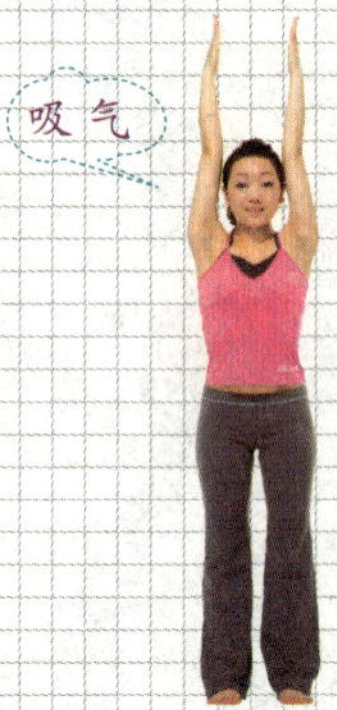

1 站立，双脚分开与肩同宽，双臂放在身体两侧。吸气，手心相对，双臂上举，直到上臂贴近双耳，保持正常呼吸。

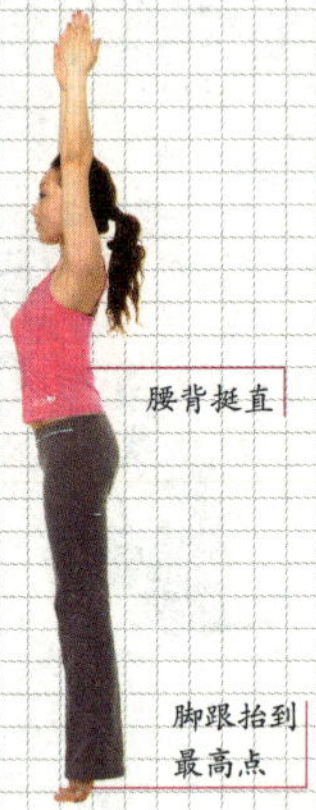

减肥部位

手臂、臀部

运动次数

6～8次

意识控制

体会身体不断向上伸展，同时注意力放在脚掌靠近大脚趾的部位

标准姿势

◎脚跟抬到最高点

◎腰背保持挺直

◎身体尽量提升

2 眼睛盯住固定目标，再次吸气，抬起两脚跟，整个身体向上方伸展。呼气，脚跟放下，手臂从身体两侧慢慢放落，回到身体两侧。

摩天式二

难度指数 ★★☆☆☆☆☆☆

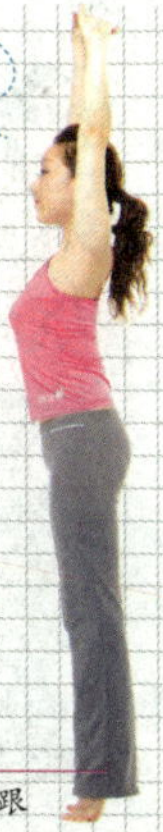

1 站立，双臂放在身体两侧；吸气，双手十指交叉上举至头顶后翻腕，掌心向上。吸气，抬起脚跟。

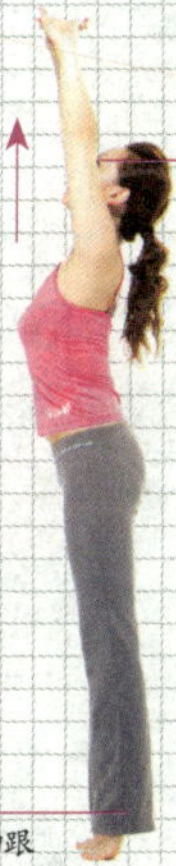

2 身体向上伸展，保持均匀呼吸，眼睛注视交叉的双手。呼气，放落脚跟及手臂，回复到站立式。如果要降低难度，眼睛可平视前方。

运动次数 6~8次

减肥部位

手臂、臀部

意识控制

将意识放在向上伸展的身体上

标准姿势

◎脚跟抬到最高点
◎腰背保持挺直
◎身体尽量提升
◎目光注视双手

摩天式三

难度指数 ★★☆☆☆☆☆☆

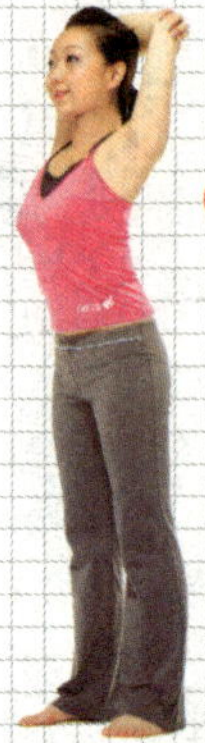

吸气

1 站立，吸气，十指交叉，手臂向上举过头顶；弯曲双肘，双手握对侧手肘。

呼气

上身向前弯曲与双腿成90°

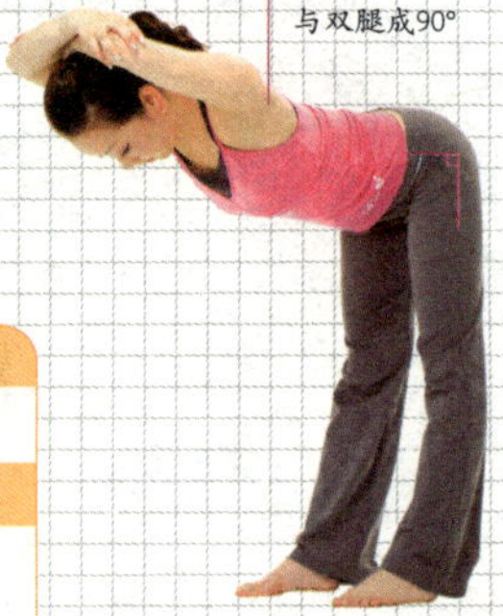

2 呼气，上身自脊柱底部向前弯曲，直到背部与双腿成90°。

减肥部位

运动次数 3~5次

腹部、臀部

意识控制

直立时感受身体向上伸展；前屈时感受身体向前方延伸；双臂展开时感受向两侧延伸

标准姿势

◎腰背保持挺直

◎前屈时身体成90°

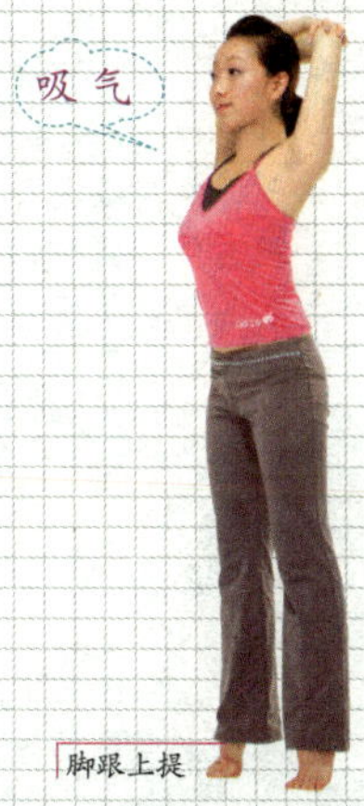

3 吸气，抬起上身，带动脚跟上提，整个身体向上方伸展。

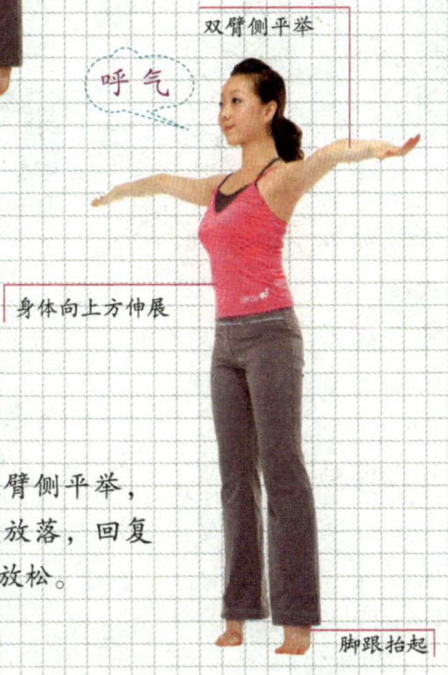

4 呼气，双臂侧平举，然后慢慢放落，回复站立姿势放松。

战士第一式

难度指数 ★★☆☆☆☆☆

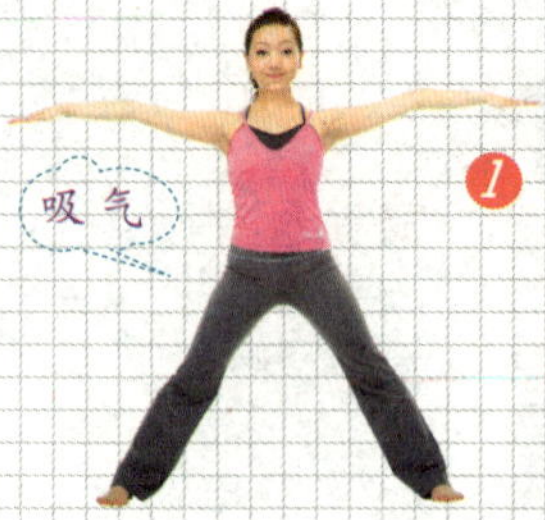

1 以山式站立。吸气，双脚各分开一步左右，双臂侧平举，与地面平行，掌心向下。

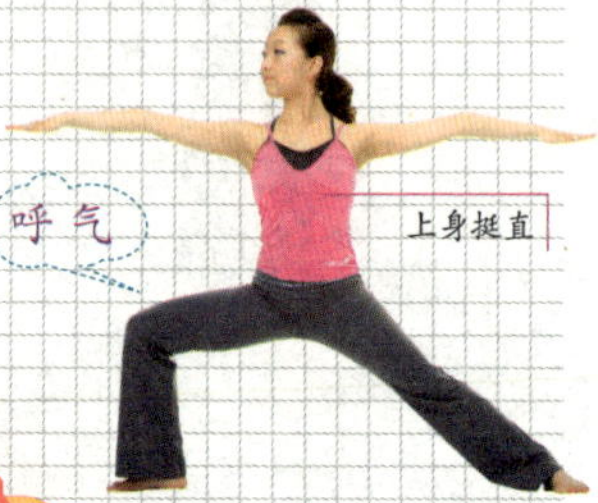

2 右脚向右侧转90°，左脚也向同侧转30°，呼气，屈右膝，直到右大腿与地面平行，右小腿与地面垂直，右大腿和右小腿成直角，弯曲的膝盖不要超过脚尖，与脚后跟成一条直线。

运动次数
6～8次

减肥部位

大腿、小腿

意识控制

将意识集中在脊背上，感觉脊骨向上拉伸

标准姿势

◎保持屈膝的胫骨垂直地面

◎保持上身正直，不向屈膝一侧倾斜

战士第二式

难度指数 ★★☆☆☆☆☆☆

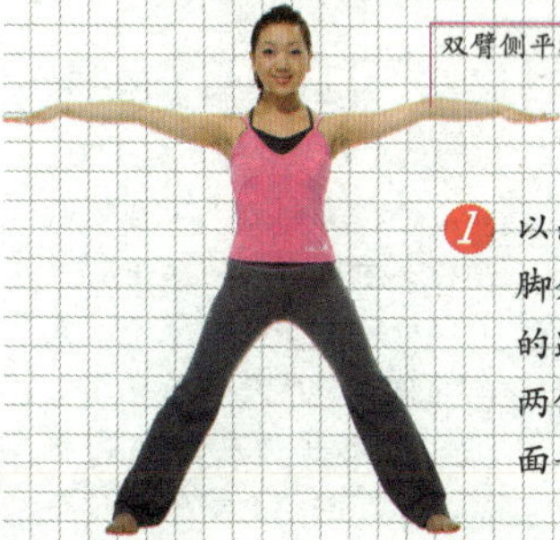

双臂侧平举，与地面平行

1 以山式站立。双脚分开一步左右的距离，双臂向两侧伸展，与地面平行。

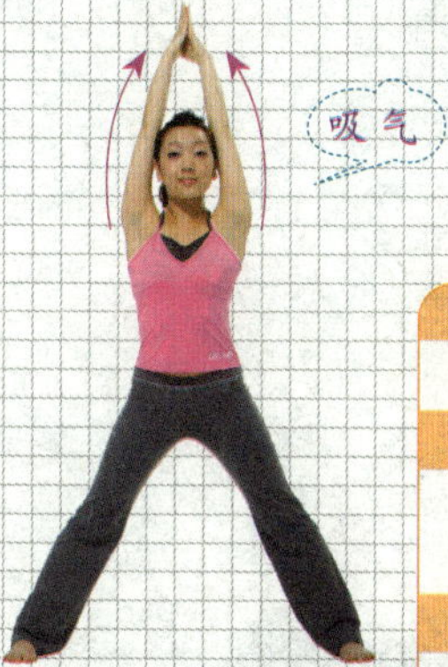

2 吸气，双臂上举过头顶，双手合十。

运动次数 3～5次

减肥部位

手臂、大腿

意识控制

将意识放在自背部向上伸展直至手臂的伸展上

标准姿势

◎屈膝那一侧的大腿与小腿保持垂直

◎上身保持与地面垂直，不可向前或向后倾

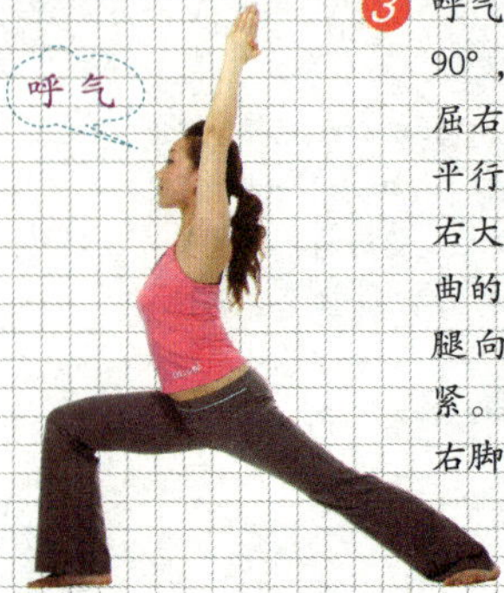

3 呼气，右脚和上身向右侧转90°，左脚向右转动约30°。屈右膝，直到右大腿与地面平行，右胫骨与地面垂直，右大腿和右小腿成直角，弯曲的膝盖不要超过脚尖，左腿向后充分伸展，膝部收紧。脸、胸部和右膝保持与右脚朝同一方向。

4 头部向上，从尾骨开始伸展脊椎骨，双眼注视合十的手掌。保持这个体式20～30秒，正常呼吸。身体另一侧重复相同的动作。呼气，回复山式。

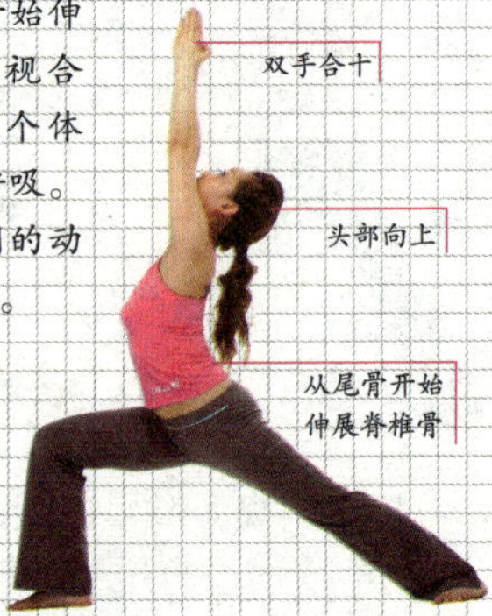

战士第三式

难度指数 ★★★★☆☆☆☆

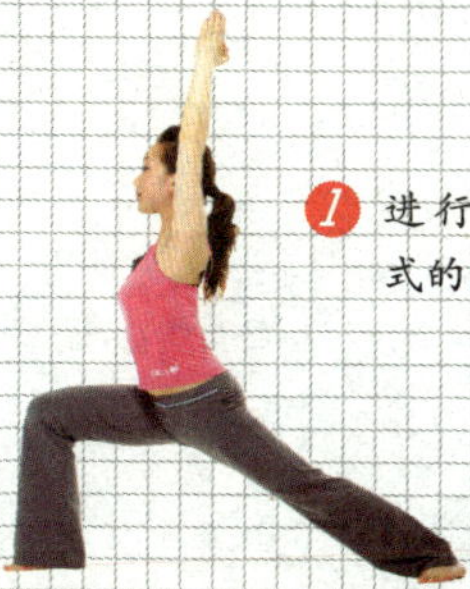

1 进行战士第一式的最后式。

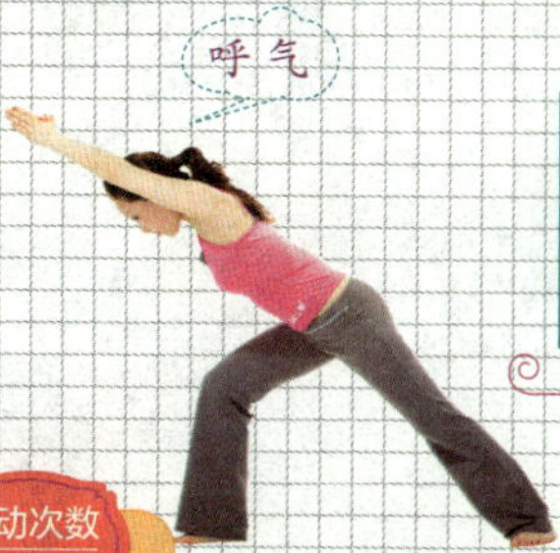

2 呼气，身体向前弯曲，手臂伸直，双掌相合。在这个姿势上保持2次呼吸。

运动次数 3～5次

减肥部位

手臂、大腿

意识控制

将意识集中在保持身体的平衡上

标准姿势

◎支撑的腿部要伸直

◎身体与支撑的腿部成直角

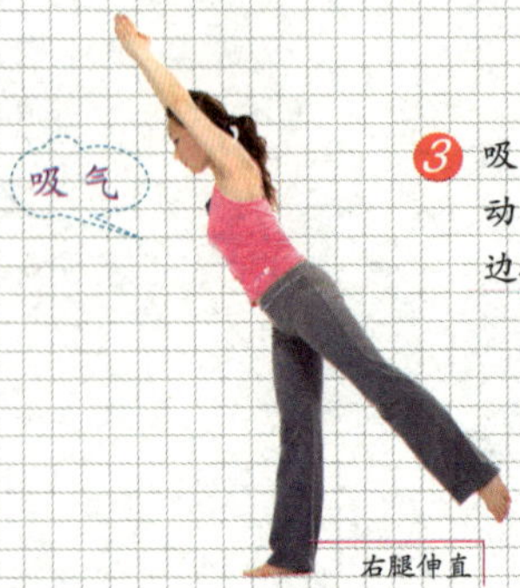

3 吸气，身体重心向前移动，一边伸直右腿，一边把左腿抬离地面。

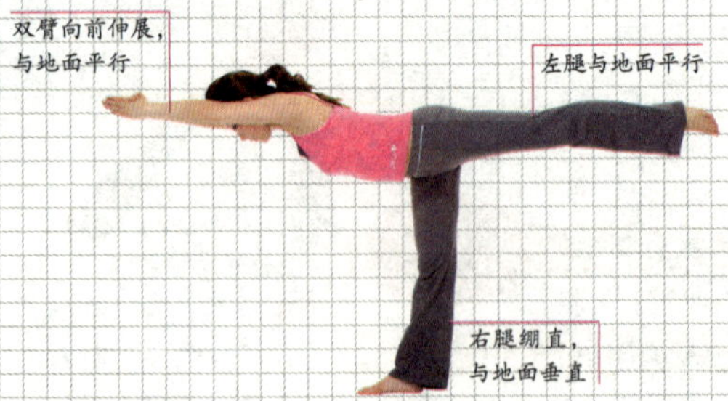

4 伸直右腿并完全绷直，与地面垂直。继续抬高左腿，同时向内转左腿，使左腿与地面平行。双臂、上身和左腿形成一条与地面平行的直线。尽量拉伸右大腿，伸展双臂和左腿，感觉仿佛有两个人在相对的方向向两边拉。深长地呼吸。吸气，回复战士第一式。换另一侧身体重复这个体式。